Willi Ecker

# Wege aus der Eifersuchtsfalle



dgvt Verlag

Willi Ecker

# Wege aus der Eifersuchtsfalle

## Ein Selbsthilfe- und Therapiebegleitbuch

dgvt Verlag

Tübingen
2020

*Kontaktadresse:*

Dipl.-Psych. Prof. Dr. Willi Ecker
Institut für Fort- und Weiterbildung in Klinischer Verhaltenstherapie (IFKV)
Kurbrunnenstr. 21a
67098 Bad Dürkheim

*E-Mail*: dw-ecker@gmx.de

**Bibliografische Information der Deutschen Nationalbibliothek**
Die Deutsche Nationalbibliothek verzeichnet diese Publikation in der Deutschen Nationalbibliografie; detaillierte bibliografische Daten sind im Internet über http://dnb.d-nb.de abrufbar.


Im Sudhaus
Hechinger Straße 203
72072 Tübingen

*E-Mail:* dgvt-Verlag@dgvt.de
*Internet:* www.dgvt-Verlag.de

Umschlagbild: Paul Klee „Begrüßung“, 1922
Umschlaggestaltung: Vogelsang Design, Jens Vogelsang, Aachen
Layout: VMR, Monika Rohde, Leipzig
Druck und Bindung: CPI buch-bücher.de GmbH, Birkach

Auch als E-Book erhältlich: ISBN 978-3-87159-446-5

**ISBN 978-3-87159-246-1**

# Inhalt

# Einleitung

Eifersucht ist einerseits ein völlig normales Gefühl, andererseits im Übermaß selbstquälerisch und belastend für andere. Ziel dieses Buchs ist es, Ihnen, liebe Leserin und lieber Leser, zu einem sinnvollen Umgang mit Ihrer Eifersucht zu verhelfen. Auf dem Weg dahin möchte ich Ihnen folgende Schritte vorstellen:

- ✧ Definitionen von Eifersucht (Kapitel 1),
- ✧ eine Beleuchtung ihrer Abhängigkeit vom historischen und kulturellen Kontext (Kapitel 2),
- ✧ eine Zusammenfassung von Basisinformationen zu Eifersucht in der Allgemeinbevölkerung (Kapitel 3),
- ✧ eine ausführliche Beschreibung typischer Eifersuchtsphänomene (Kapitel 4),
- ✧ Formen exzessiver (d. h. übermäßiger oder übertriebener) Eifersucht (Kapitel 5),
- ✧ eine Skizzierung der wichtigsten Erklärungsansätze für normale wie für übermäßige Eifersucht (Kapitel 6),
- ✧ einige allgemeine Bemerkungen zu Diagnostik und Therapie (Kapitel 7),
- ✧ meine Vorschläge für Ihren Umgang mit Ihrer Eifersucht (Kapitel 8) sowie
- ✧ Überlegungen zur Paartherapie bei exzessiver Eifersucht als Abschluss (Kapitel 9).

Ein sinnvoller Umgang mit Eifersucht baut auf einem vertieften Verstehen dieses schwierigen Gefühls auf, deshalb empfehle ich Ihnen, die Kapitel auch in dieser Reihenfolge zu lesen. Da Literaturangaben die flüssige Lesbarkeit erschweren, verweise ich Sie hierzu auf meine wissenschaftlichen Publikationen zum Thema, die am Ende des Buches angegeben sind.

Auch den Partnern und Partnerinnen eifersüchtiger Menschen kann dieses Buch eine Hilfe sein, um das Leiden Eifersüchtiger besser zu verstehen und die Kommunikation über das Eifersuchtsproblem in der Partnerschaft in konstruktivere Bahnen zu lenken.

*Willi Ecker,* Bad Dürkheim

# Kapitel 1
# Definitionen von Eifersucht

Eifersucht wird definiert als negative emotionale Reaktion auf den subjektiv drohenden oder tatsächlichen Verlust einer wichtigen Beziehung an reale oder auch nur subjektiv empfundene Rivalen und Rivalinnen. Es handelt sich also um eine befürchtete oder tatsächliche Zurückweisung durch den Partner oder die Partnerin zugunsten des Rivalen oder der Rivalin, die einhergeht mit einem als qualvoll erlebten Gefühl vermeintlichen oder tatsächlichen Liebesentzugs. Als Gefühlskomplex enthält Eifersucht in wechselnden Anteilen Wut/ Zorn, Angst vor dem Verlassenwerden und dem damit verbundenen Schmerz, Unsicherheit, Misstrauen, Verrat oder Verletztsein, Hass, Traurigkeit und Erniedrigung – auf jeden Fall eine explosive Mischung. Nicht in jedem Fall sind alle diese Elemente vorhanden, und sofern mehrere vorhanden sind, ist das „Mischungsverhältnis" von Fall zu Fall unterschiedlich. Eifersucht löst gedankliche und Verhaltensreaktionen aus, die auf eine Abwehr der Bedrohung durch Rivalen und Rivalinnen abzielen. In der wissenschaftlichen Literatur finden sich auch Argumente, Eifersucht sei eben nicht eine solche aus mehreren Gefühlen zusammengesetzte Emotion („blended emotion"), sondern eher selbst eine „primäre Emotion".

Wichtig ist es zudem, zu unterscheiden zwischen der „Verdachtseifersucht", die durch vermutete Untreue ausgelöst wird, und der „fait accompli"-Eifersucht, die durch tatsächliche Untreue hervorgerufen wird. Erstere geht in letztere über, wenn eine vermutete Untreue tatsächlich entdeckt wird. Geschieht dies nicht, ist entweder die Verdachtseifersucht letztlich irrational oder die Untreue bleibt unentdeckt. Bei Verdachtseifersucht geht es primär darum, zu überprüfen, ob der Verdacht gerechtfertigt ist, sowie (weitere) Untreue des Partners oder der Partnerin zu verhindern. Dies führt zu einem Drang, die andere Person zu kontrollieren. Wir werden noch sehen, dass die resultierenden Kontrollhandlungen die Partnerschaft häufig sehr massiv belasten. Bei „fait accompli"-Eifersucht steht die schwierige Entscheidung an, entweder die Untreue zu verzeihen und sich um den Fortbestand der Beziehung zu bemühen oder sie zu beenden.

In diesem Buch geht es hauptsächlich um irrationale Verdachtseifersucht. Dazu habe ich mich vor allem deshalb entschieden, weil es für den Umgang mit „fait accompli"-Eifersucht in Partnerschaften bereits viele gute Bücher insbesondere von Paartherapeuten und -therapeutinnen gibt. Der Vertrauensbruch heimlicher Untreue kann für die betrogene Person sehr traumatisch sein und muss – in der Regel paartherapeutisch, z.T. auch in zusätzlicher Einzeltherapie – aufgearbeitet werden.

Eifersucht gibt es natürlich nicht nur in Paarbeziehungen, sondern z.B. auch in Geschwisterbeziehungen. In diesem Buch beschränke ich mich jedoch auf Eifersucht im Rahmen einer Zweierbeziehung. Einigkeit besteht darüber, dass Eifersucht besonders abhängig von ihrer kulturellen Einbettung ist und ihre Bedeutung auch im historischen Kontext stark variiert.

# Kapitel 2
# Die Abhängigkeit der Eifersucht vom historischen und kulturellen Kontext

Eifersucht hat die Menschen in allen Zeitaltern bewegt, vom Gilgamesch-Epos über Shakespeares „Othello", in dem die Eifersucht als „grünäugiges Monster" bezeichnet wird, bis hin zur heutigen Darstellung von „Eifersuchtsdramen" in den Seifenopern des Privatfernsehens. Im Laufe der Geschichte hat sich die Wahrnehmung und Wertung der Eifersucht stark gewandelt. So galt sie in der griechischen Antike noch als „ehrbare Leidenschaft", wie dies z. B. Homers Schilderung der Ereignisse in der Ilias illustriert, die letztlich den Trojanischen Krieg auslösten.

Die Position des Heiligen Augustinus („Wer nicht eifersüchtig ist, liebt nicht") und selbst noch die Freuds, der die Abwesenheit von Eifersucht, nicht ihr Vorhandensein (in „normaler" Intensität) als pathologisch beurteilte, unterstreichen ihren positiven Wert. Wir alle kennen dagegen den Ruf der Eifersucht als spießig und reaktionär spätestens nach 1968 und in manchen Subkulturen („Wer zweimal mit derselben pennt, gehört schon zum Establishment"). Eifersucht wurde zur „neuen Sünde der befreiten Generation" und galt als „politisch nicht mehr korrekt". Paradoxerweise wird sie in unserer kapitalistisch organisierten Gesellschaft häufig als Charakterfehler verurteilt, obwohl Eifersüchtige doch nur das kapitalistische System auf die Partnerschaft übertragen (das Liebesobjekt als Eigentum).

Ethnologische Studien geben einige Hinweise darauf, dass Eifersucht in solchen Kulturen kaum eine Rolle spielt, die wenig Wert auf individuelle Eigentumsrechte legen, in denen Ehe und Nachkommen nicht in direktem Zusammenhang mit dem Sozialstatus stehen, in denen Sex leicht verfügbar ist und als Vergnügen gesehen wird.

Aber es gibt auch jenseits solcher „freizügiger“ Kulturen ganz andere Muster, die sich sehr wesentlich von unseren „westlichen“ Vorstellungen unterscheiden: Über das Fehlen eines Begriffs für Eifersucht und die Abwesenheit spezifischer eifersüchtiger Verhaltensmuster bei völligem Fehlen von sexueller Freizügigkeit wird aufgrund mehrjähriger Forschungen bei den Makassar berichtet, einem auf der indonesischen Insel Sulawesi beheimateten muslimischen Volk. Dort werden Ehen nicht auf Basis romantischer Neigung geschlossen, sondern arrangiert. Es gibt keine Flirtkultur, die Geschlechter leben im Alltag weitgehend getrennt voneinander. Sittsamkeit wird durch das familiäre Kollektiv überwacht, sexuelle Übergriffe von Männern auf die Frauen oder Töchter anderer werden stets drastisch – in der Regel durch Tötung – bestraft. Daher bedarf es keiner Kultivierung einer eifersuchtsbasierten Partnerkontrolle, um sexuelle Exklusivität weitgehend sicherzustellen. Dennoch kennen auch die Makassar Angst, Verzweiflung, Verletzung, Wut und Ärger, wenn sich ein geliebter Mensch abwendet und sich einem anderen zuneigt, und überprüfen das Verhalten des Partners oder der Partnerin auf diesbezügliche Anzeichen hin. Bei Angst vor Partnerverlust suchen sie Hilfe bei Spezialisten für „Liebesmagie“, d. h., sie versuchen, die Zuneigung des Partners oder

der Partnerin durch Einsatz magischer Mittel zurückzugewinnen. Da nach den lokalen Vorstellungen Liebesgefühle entweder von allein oder durch Einfluss von Magie entstehen, stellen Eifersuchtsszenen, Vorwürfe oder Drohungen keine kulturell etablierten Verhaltenskonventionen dar, d.h., sie würden einfach keinen Sinn haben: Man schreibt sich selbst keine Kontrolle über Liebesgefühle zu. Erfolg oder Scheitern von Paarbeziehungen werden in erster Linie externen, „übernatürlichen" Faktoren zugeschrieben, Schuldfragen stellen sich daher nicht. Ein Begriff für Eifersucht existiert nicht und sie gilt nicht als natürliches Attribut von Liebe. Obwohl es also Angst vor Verlassenwerden gibt, wie wahrscheinlich bei allen Menschen, fehlt ein „kulturelles Skript" für Eifersucht. Romantische Anziehung wird interessanterweise in dieser Kultur als tückische Krankheit betrachtet, die bevorzugt junge Menschen betrifft und zu „unüberlegten Fluchthochzeiten" gegen den Willen der Familien mit schlechter Prognose führen kann!

Auch in den Reaktionen auf Eifersucht gibt es gravierende interkulturelle Unterschiede: So wird bei den Timbira in Brasilien der Mann verspottet, wenn er Eifersucht zeigt. Dagegen wurde früher in Griechenland der Mann verspottet, wenn er seine verlorene Ehre nicht wieder herstellte, und bei manchen Paschtunenstämmen in Pakistan sah sich der Mann traditionell in der Pflicht, seine untreue Ehefrau zu erschießen. Sogar innerhalb der westlichen Welt finden sich Unterschiede im Ausdruck von Eifersucht, humorvoll so zusammengefasst: „Die Franzosen rasten aus, die Niederländer sind traurig, die Deutschen streiten lieber nicht deswegen, die Italiener wollen lieber nicht darüber reden und die Amerikaner machen sich mehr Sorgen darüber, was ihre Freunde denken."

# Kapitel 3
# Eifersucht in der Allgemeinbevölkerung

Was wissen wir über Eifersucht in der Allgemeinbevölkerung? In einer neuseeländischen Zufallsstichprobe (n = 600) betrachteten 19 % der Frauen und 14,6 % der Männer die Eifersucht ihrer Partner oder Partnerinnen als Quelle ausgeprägter Beziehungsprobleme. Gut 30 % gaben an, bei Eifersucht auszufragen, 10 % bekannten Kontrolltelefonate und überraschende Kontrollbesuche. 7 % der Frauen, aber nur 1 % der Männer durchsuchten Taschen, Kleider etc., 3,8 % der Frauen und 1,3 % der Männer öffneten die Post ihrer Partner oder Partnerinnen und 2 % der Frauen und Männer verfolgten ihre Partner oder Partnerinnen heimlich, um zu überprüfen, mit wem sie sich trafen. Erhöhte Eifersucht hing klar zusammen mit niedrigerem Selbstwertgefühl, insbesondere bei Frauen. Frauen drückten ihre Belastung durch die Eifersucht stärker aus und versuchten, sich attraktiver zu machen, Männer neigten stärker zur Verleugnung und zur Vermeidung einer Auseinandersetzung mit der Eifersuchtssituation. Entgegen dem gängigen Vorurteil gaben Männer nicht weniger Eifersucht an als Frauen. Allerdings war die Angst vor dem Verlust der sexuellen Exklusivität, also vor sexueller Untreue der Partnerin, bei Männern nicht größer als bei Frauen, entgegen den evolutionstheoretischen Vorhersagen, zu denen wir noch kommen werden.

Was sagen uns die Resultate dieser Studie? Zumindest, dass Beziehungsprobleme aufgrund von Eifersucht recht häufig sind und auch nicht selten dazu führen, dass eine Person in der Partnerschaft beginnt, die andere zu kontrollieren, statt auf ihre Treue zu vertrauen. Wann Eifersucht übertrieben, krankhaft oder pathologisch ist, ist allerdings schwer zu definieren. Bevor wir uns aber mit diagnostischen Einordnungen beschäftigen, sollten Sie zunächst einmal eine ausführliche Beschreibung typischer Eifersuchtsphänomene auf sich wirken lassen. Vielleicht können Sie hierbei einige Aspekte Ihrer eigenen Eifersucht wiedererkennen oder auch andere Aspekte schlicht als nicht vorhanden bzw. nicht in übertriebenem Ausmaß vorhanden identifizieren.

# Kapitel 4
# **Typische Eifersuchtsphänomene**

Die folgende Skizzierung typischer Eifersuchtsphänomene gliedert sich in a) auslösende Faktoren, b) situationsübergreifende Merkmale der Person, die eine Eifersuchtsreaktion begünstigen, c) die Eifersuchtsreaktion selbst in ihren gedanklichen, emotionalen, körperlichen und Verhaltensaspekten sowie d) die Konsequenzen der Eifersuchtsreaktion. Diesen Gliederungspunkten folgt auch die Verhaltensanalyse im Rahmen der kognitiven Verhaltenstherapie, auf die wir später noch zurückkommen werden.

## *a) Welche Faktoren können Eifersucht auslösen?*

Hier kommen zunächst sämtliche Verhaltensweisen in der Partnerschaft infrage, die als Indizien oder Hinweise für mögliche Untreue, mangelndes Interesse oder Vernachlässigung interpretiert werden. Das können banale Dinge sein, z. B. der Partner oder die Partnerin kommt zu spät von der Arbeit oder flirtet, will keinen Sex, redet mit Arbeitskollegen oder -kolleginnen, geht mit ihnen aus, erhält Anrufe, Briefe oder Geschenke, verbringt zu viel Zeit mit der Herkunftsfamilie, kocht einem das Lieblingsgericht oder bringt Blumen (was als Hinweis darauf gedeutet wird, dass etwas verborgen werden soll). Sie merken: Alle diese Auslöser sind mehrdeutig und vielfach könnte man ihnen eine neutrale oder sogar positive Bedeutung zuschreiben: Vielleicht wird kein Sex aufgrund von Müdigkeit gewünscht, oder Blumen stellen ein positives Zeichen der Zuwendung dar.

Hinzu kommen als Indiz für mögliche Rivalen oder Rivalinnen interpretierte Ereignisse, z. B. ein Auto, das mehrfach gegenüber dem Haus parkt, oder der Partner geht ausgerechnet dann auf den Balkon, wenn die attraktive Nachbarin nach Hause kommt. Ob das wirklich Zufall ist? Auch bei diesem Beispiel zeigt sich die Rolle des Zweifels in der Beurteilung der Situation.

Weitere wichtige Auslöser sind das Selbstwertgefühl bedrohende Ereignisse oder Gedanken, z. B. eine eigene sexuelle Dysfunktion (etwa Erektionsprobleme bei Männern), der Verlust des Arbeitsplatzes, eine subjektiv verminderte sexuelle Attraktivität aufgrund einer Schwangerschaft oder der Vergleich mit potenziellen Rivalen und Rivalinnen bezüglich subjektiv relevanter Merkmale (Schönheit, Alter, soziale Kompetenz, Reichtum, Körpergröße, Figur, Größe des Penis, Potenz). Wer sich ständig vergleicht und hierbei Minderwertigkeitsgefühle erlebt, fragt sich letztendlich, warum der Partner oder die Partnerin bei einem bleiben sollte, wenn es so viele attraktivere Alternativen gibt.

Schließlich provozieren auch Verletzungen der Exklusivität (Ausschließlichkeit), nicht selten bei „inkompatiblen Konzepten der Exklusivität“, zuweilen exzessive Eifersuchtsreaktionen. Hier geht es um Unterschiede in den Normen und Regeln, denen sich beide in ihrer Beziehung verpflichtet fühlen: So könnte etwa ein Mann das Umarmen einer guten, langjährigen Freundin, die er schon aus seiner Schulzeit kennt, bei der Begrüßung völlig angemessen finden, während seine Frau der Ansicht ist, dass dieses Verhalten exklusiv für die Partnerschaft „reserviert“ sein sollte. Oder ein Mann könnte es nicht tolerieren, dass seine Frau mit einem „rein platonischen“ Freund, den sie vielleicht ebenfalls schon länger kennt als ihn selbst, essen geht.

### *b) Welche situationsübergreifend vorhandenen Merkmale von Personen begünstigen Eifersuchtsreaktionen?*

Ob solche situativen Auslöser tatsächlich zu Eifersuchtsreaktionen führen, hängt natürlich auch von dauerhaften, d. h. nicht nur situativen Merkmalen einer Person ab, die sich aufgrund von Erfahrungen im Laufe der Lebensgeschichte herausgebildet haben. Besonders gefährdet sind wohl Menschen mit generell niedrigem Selbstwertgefühl und solche mit spezifischen sexuellen Minderwertigkeitsgefühlen. Aber auch die Neigung zu Trennungsangst kann eine wichtige Rolle spielen. Trennungsangst kann u. a. entstehen aufgrund früher Erfahrungen mit gravierenden Verlusten oder mit Getäuscht- und Verlassenwerden. Auch wenn das Elternhaus geprägt war von außerehelichen Affären eines Elternteils und „Eifersuchtsszenen und -dramen“ der Eltern, sodass die Kinder ständig damit konfrontiert waren, die Ehe der Eltern könnte jederzeit zerbrechen, haben die Betroffenen als Erwachsene häufig wenig Vertrauen in die Treue des Partners oder der Partnerin und in die Beständigkeit von Paarbeziehungen generell. Insgesamt neigen vor allem „unsicher gebundene“ Menschen zu Eifersucht, die in ihrer Kindheit nicht die Erfahrung unbedingter Liebe und Zuwendung machen durften, sodass sich kein Lebensgefühl der „autonomen Zugehörigkeit" entwickeln konnte. Gemeint ist damit das Gefühl selbstverständlicher, geborgener Zugehörigkeit bei gleichzeitigem Respektiertwerden in den eigenen Bedürfnissen als autonomes Individuum: Das Kind musste nicht seine eigenen Bedürfnisse zurückstellen und sich an elterliche Erwartungen anpassen, *damit* es (bedingte) Zuwendung bekam, sondern konnte *Liebe als Geschenk* erleben.

Bei sehr ungünstigen Lernerfahrungen können sich sogenannte akzentuierte Persönlichkeitsstile herausbilden, die ebenfalls die Basis extremer Eifersuchtsreaktionen ausmachen können. Ein Beispiel wäre der dependente (abhängige) Stil: Solche Menschen sehen sich selbst als äußerst schwach, hilfsbedürftig und inkompetent an und gehen daher davon aus, dass sie stets stärkere, unterstützende und kompetentere Partner und Partnerinnen brauchen, um zu überleben und glücklich zu sein. Sie vermeiden daher Konflikte in der Partnerschaft und passen sich der anderen Person an, zum Teil geradezu unterwürfig, da sie massive Angst davor haben, verlassen zu werden und alleine dazustehen. Da sie sich eine eigenständige Lebensbewältigung nicht zutrauen, erscheint ihnen der befürchtete Verlust des Partners oder der Partnerin absolut unerträglich. Aufgrund dessen neigen sie zu sehr anklammerndem Verhalten und extremer Eifersucht. Beim narzisstischen Stil hingegen verhält es sich ganz anders: Die Betroffenen sehen sich selbst als einzigartig, bewundernswert und anderen überlegen an und werden häufig als arrogant und überheblich wahrgenommen. Sie brauchen die andere Person vor allem, damit sie viel Bewunderung und Aufmerksamkeit bekommen. Eine Trennung oder auch nur Trennungsabsicht seitens des Partners oder der Partnerin würde dementsprechend zu einer schweren Kränkung ihres eigenen Egos mit heftigen, meist durch starke Wut geprägten Eifersuchtsreaktionen führen, da dies die eigene Großartigkeit und damit das eigene, durch Größenphantasien gekennzeichnete, im Grunde aber „wackelige“ und auf Sand gebaute Selbstbild infrage stellen würde. Um dies zu verhindern, greifen solche Menschen auch zu extremen Mitteln wie starken Einschränkungen der Bewegungsfreiheit des Partners oder der Partnerin bis hin zum Einsperren, wie ich es in einem besonders krassen Fall erlebt habe. Traut die andere Person sich trotzdem, ihren Trennungsentschluss umzusetzen, wird dies unter Umständen nicht akzeptiert, und es kommt zum „Stalking“, d. h., der Ex-Partner oder die Ex-Partnerin wird nicht in Ruhe gelassen, immer wieder kontaktiert und sehr drängend zur Rückkehr zu überreden versucht. Man kann es so zusammenfassen: Nach Trennungen neigen dependente Eifersüchtige eher zu depressiven, narzisstische Eifersüchtige eher zu wütend-aggressiven Reaktionen.

### *c) Die Eifersuchtsreaktion selbst in ihren gedanklichen, emotionalen, körperlichen und Verhaltensaspekten*

Auf der gedanklichen Ebene leiden stark eifersüchtige Menschen unter sich unwillentlich aufdrängenden Gedanken oder bildhaften Vorstellungen bezogen auf frühere sexuelle Beziehungen, auf gegenwärtige oder zukünftige außereheliche Affären oder auf phantasierte diesbezügliche Wünsche des Partners oder der Partnerin. Versuche, diese zu unterdrücken, sind in der Regel erfolglos, ja sie erhöhen sogar die Häufigkeit dieser Gedanken und Bilder. Verallgemeinernde Annahmen wie „Alle Frauen/Männer sind untreu“ kommen ebenso vor wie spezifische, auf die andere Person bezogene Gedanken

(„Wenn er jemandem zulächelt, begehrt er sie“, „Die Leute denken, sie ist leicht zu haben“, „Sie wird mich verlassen“), selbstwertbezogene Grübeleien („Ich kann sie nicht befriedigen“, „Ich bin nicht gut genug“) und die eigene Person abwertende Vergleiche mit potenziellen Rivalen oder Rivalinnen. Auch Gedanken an die Folgen von Untreue können sich aufdrängen („Hat er/sie sich woanders mit einer Geschlechtskrankheit oder Aids angesteckt?“). Insgesamt ist eine erhöhte Wachsamkeit in der Partnerschaft und potenziellen Rivalen und Rivalinnen gegenüber zu verzeichnen. Es wird ständig nach Anzeichen für Untreue Ausschau gehalten („Achtet er mehr als üblich auf sein Äußeres?“, „Ist sie ungewöhnlich nett zu mir, um zu kaschieren, was wirklich los ist?“). Hierzu gehört auch die angespannte Beobachtung des Verhaltens anderer („Lächelt dieser Mann meiner Frau zu, weil er etwas weiß, was ich nicht weiß?“). Die ständige Ausrichtung der Aufmerksamkeit auf potenzielle „Indizien“ für Untreue führt natürlich dazu, dass positives Beziehungsverhalten des Partners oder der Partnerin nicht wahrgenommen wird oder – noch schlimmer – sogar als manipulatives Verhalten „verdächtigt“ wird, um Untreue zu verschleiern.

Bereits als Reaktion auf eifersuchtsbezogene Gedanken und Bilder, die sich gegen ihren Willen aufdrängen, beschäftigen sich die Betroffenen häufig über längere Zeiträume mit Sorgen und Grübeleien. Es handelt sich um gedankliche Versuche, das Problem „in den Griff zu bekommen“, Zweifel und Ungewissheit zu reduzieren, sich davor zu schützen, von weiteren negativen Ereignissen überrascht zu werden, oder das Eifersuchtsproblem „gedanklich zu lösen“.

Im Extremfall wahnhafter Eifersucht können die Gedanken sich in unrealistischer Weise um den Geschlechtsverkehr mit phantasierten Rivalen und Rivalinnen drehen („Jetzt treibt sie es gerade mit jemand anderem!“, „Hat er Geschlechtsverkehr mit jemandem, während ich schlafe?“). Tritt der Eifersuchtswahn im Rahmen einer schizophrenen Psychose auf, können „imperative“ Stimmen eine Bestrafung (z. B. Verletzung/Ermordung) des Partners oder der Partnerin befehlen.

Emotional äußert sich starke Eifersucht – wie bereits erwähnt – als Konglomerat von Angst, Wut, Traurigkeit, Hass, man fühlt sich verraten, getäuscht oder erniedrigt; körperlich treten muskuläre Anspannung und vegetative Symptome wie Herzrasen, Engegefühl im Brustbereich etc. auf.

Auf der Verhaltensebene wird der Partner oder der Partnerin wütend der Untreue beschuldigt, wobei die Wutausbrüche nicht selten mit körperlicher Gewalt einhergehen, z. B. um ein Geständnis zu erzwingen, aber auch als Reaktion auf ein „erschöpftes“, falsches Geständnis hin, weil der Partner oder die Partnerin es müde ist, sich immer wieder zu rechtfertigen. Täglich wird die andere Person verhörartig ausgefragt, um ihr Alltagsverhalten, aber auch frühere Beziehungen detailliert zu rekonstruieren. Sie soll lückenlos nachweisen, wann sie wo gewesen ist und was sie gemacht hat, insbesondere welche Kontakte zum anderen Geschlecht vorkamen. Manche Fragen kommen subtil und harmlos daher („War‘s nett auf dem Fest?“, „War jemand da, den ich kenne?“), manche sind direkter („Wer hat denn neben dir gesessen?“), sodass die Kontrollabsicht dem Partner oder der Partnerin bald deutlich wird, oft geht die Befragung in massive Vorwürfe über. Exzessives Kontrollverhalten ist ein wesentlicher Bestandteil übertriebener Eifersucht (Anrufe/Überraschungsbesuche am Arbeitsplatz, Durchsuchen von Kleidung und Briefen, Kontrolle von Terminkalendern, vom Handy, von E-Mails, vom Kilometerstand des Autos). Manchmal wird auch vor der Kontrolle von Bett- und Unterwäsche sowie der Genitalien nicht zurückgeschreckt. In extremen Fällen werden Wanzen oder geheime Kameras angebracht, Privatdetektive angeheuert, Lügendetektortests gefordert, oder es wird Sex verlangt, um die Zuneigung des Partners oder der Partnerin zu testen. Ein weiteres Motiv hierzu besteht bei Frauen darin, den Partner „sexuell zu erschöpfen“, damit er die vermutete Rivalin nicht mehr oder nicht mehr so gut sexuell befriedigen kann. Häufig werden beruhigende Rückversicherungen eingefordert, dass keine Untreue erfolgt ist. Vielfach werden Eifersucht provozierende Situationen konsequent gemieden. Zu diesem Zweck wird die Freiheit der anderen Person massiv eingeschränkt, im Extremfall bis hin zum Einsperren. Filme mit erotischen oder sexuellen Szenen werden vermieden, nicht selten das Anschauen oder selbst die Erwähnung gegengeschlechtlicher (oder in homosexuellen Beziehungen gleichgeschlechtlicher) Personen verboten. Feste, bei denen attraktive vermeintliche Rivalen oder Rivalinnen anwesend sein könnten, werden gemieden.

Auf der anderen Seite neigen Eifersüchtige zu sehr häufigen Liebesbezeugungen, anklammerndem Verhalten und dem Versuch, möglichst viel Zeit mit ihren Partnern und Partnerinnen zu verbringen, um sie an sich zu binden und gleichzeitig zu verhindern, dass es zum Kontakt mit vermeintlichen Rivalen und Rivalinnen kommt. Eine weitere Strategie besteht darin, vermutete Rivalen und Rivalinnen abzuwerten, einerseits um Partner oder Partnerinnen zu überzeugen, dass diese uninteressant sind, andererseits um an der jeweiligen Reaktion „abzulesen“, ob der Untreueverdacht gerechtfertigt ist: Verteidigt der Partner oder die Partnerin z.B. die abgewertete Person, wird dies als verdächtig eingestuft! Auch Abwertungen der Partner oder Partnerinnen kommen vor, um zu demonstrieren, dass niemand sonst sie wolle. Nicht selten wird auch damit gedroht, die Beziehung selbst zu beenden und die andere Person zu verlassen, wenn diese ihr Verhalten nicht ändert – in der Regel eine leere Drohung, die daher bald an Glaubwürdigkeit verliert. Schließlich kann auch depressives Rückzugsverhalten eintreten, wenn bei niedrigem Selbstwertgefühl das eigene Verlassenwerden resignativ als fast sicher vorhergesehen wird.

### *d) Die Konsequenzen der Eifersuchtsreaktion*

Zunächst fallen zahlreiche *kurzfristig* positive Konsequenzen auf, welche zur Aufrechterhaltung der Eifersucht beitragen. So werden kurzfristig quälende Eifersuchtsgefühle vermieden, indem man Eifersucht provozierenden Situationen aus dem Weg geht (z.B. über Einengung des Partners oder der Partnerin). Rückversicherungen durch den Partner oder die Partnerin wirken kurzfristig erleichternd. Selbst durch die Eifersucht ausgelöste Sorgen und Grübeleien lenken kurzfristig vom quälenden emotionalen Eifersuchtserleben ab und dämpfen es etwas. Nach Kontrollen ohne Verdachtsbestätigung erfolgt eine unmittelbare Erleichterung und Spannungsreduktion. Einer eifersüchtigen Frau fällt z.B. ein Stein vom Herzen, als sie, nachdem sie ihrem Partner heimlich mit dem Auto gefolgt ist, feststellt, dass er tatsächlich nur zum Fußballtraining gefahren ist. Nach Wutausbrüchen flaut die Wut ab, eine weitere Folge ist manchmal, dass der Partner oder die Partnerin sich aus Angst vor Gewalt lange nicht traut, die Beziehung zu beenden. Das kontrollierende Verhalten führt kurzfristig zu einem Gefühl der Beziehungskontrolle und trägt so zur Aufrechterhaltung einer Kontrollillusion bei, da der eifersüchtige Mensch das Gefühl gewinnt, eine Beziehungsbedrohung aktiv abzuwehren. Zusätzlich mag sich in manchen Fällen die andere Person auch sehr wichtig und beachtet fühlen, was eine Teilerklärung dafür darstellt, dass sich ja beileibe nicht alle Partner und Partnerinnen trennen, sondern auch sehr stabile, wenn auch unglückliche Beziehungen erhalten bleiben. Auch mag die Eifersucht manchmal positive „Aufregung" in eine ansonsten langweilig gewordene Beziehung bringen.

Aber übertriebene Eifersucht hat auch zahlreiche negative Konsequenzen, sonst würden Betroffene sicherlich keine Behandlung aufsuchen. Der Versuch, eifersuchtsbezogene Gedanken und bildhafte Vorstellungen zu unterdrücken, scheitert regelmäßig und führt sogar zu einem häufigeren Auftreten. Werden vermeintlich die Eifersucht bestätigende Indizien entdeckt, bewirkt dies eine Intensivierung von Misstrauen und Zweifeln an der Treue des Partners oder der Partnerin, sodass die Eifersucht teufelskreisartig verstärkt wird. Vielfach werden intensive Scham- und Schuldgefühle erlebt, die zur Aufrechterhaltung eines sowieso schon negativen Selbstbilds und zu depressiven Verstimmungen bis hin zu Suizidgedanken führen. Denn viele Eifersüchtige realisieren durchaus, während oder zumindest nach ihrem kontrollierenden Verhalten, dass dies von ihrem Umfeld insgesamt und nicht nur in der Partnerschaft als übertrieben, unangemessen oder peinlich wahrgenommen wird. Erhaltene Zuwendung wird implizit selbstwertschädlich entwertet, da diese ja als durch Kontrollverhalten erzwungen und nicht als freiwillig geschenkt erlebt wird, und dies gilt analog selbst für die Tatsache, dass sich der Partner oder die Partnerin noch nicht getrennt hat. Die Trennung seitens der anderen Person ist eine mögliche, gravierende Negativfolge der Eifersucht. Dem Trennungsentschluss voraus gehen entweder massive Auseinandersetzungen, weil die andere Person sich die Einschränkung ihrer Handlungsfreiheit nicht gefallen lassen will, z. B. es sich nicht nehmen lassen will, weiter in einer gemischtgeschlechtlichen Volleyballmannschaft zu spielen oder auch Filme anzuschauen, in denen erotische Szenen vorkommen. Oder der Partner hat sich oft jahrelang „um des lieben Friedens willen“ angepasst, z. B. beim Einkaufsbummel mit der eifersüchtigen Ehefrau nicht nach links oder rechts geschaut, um Verdächtigungen aus dem Weg zu gehen, er flirte mit anderen Frauen. Er hat es dann aber irgendwann satt, sich ständig einengen und kontrollieren zu lassen, sodass die Trennung für ihn letztendlich als einzig möglicher „Befreiungsschlag“ übrig bleibt. Oft beginnen übertrieben Eifersüchtige erst dann eine Psychotherapie, wenn es wiederholt zu Trennungen seitens der Partner oder Partnerinnen aufgrund der Eifersucht gekommen ist. Bleibt das Paar zusammen, zieht sich der Freundes- und Bekanntenkreis, der sich wiederholenden Eifersuchtsszenen und -dramen überdrüssig, meist zurück, und es vereinsamt. Schlimmstenfalls führen Gewaltakte pathologisch Eifersüchtiger zu Verletzungen des Partners oder der Partnerin, zu Straffälligwerden und Gefängnisstrafen durch Körperverletzung oder gar Mord, manchmal auch zum Suizid nach einem Eifersuchtsmord.

Nach diesem kurzen Überblick über Eifersuchtsphänomene kommen wir nun zu den Formen übertriebener Eifersucht.

# Kapitel 5
# Exzessive Eifersucht

## 5.1 Formen exzessiver Eifersucht

Im Folgenden werde ich mich mit Formen exzessiver (übertriebener) Eifersucht beschäftigen, und zwar nur mit übertriebener Eifersucht im Rahmen der „romantischen Triade", die ein Paar plus einen Rivalen bzw. eine Rivalin involviert. Es handelt sich um eine exzessive Beschäftigung mit der sexuellen oder emotionalen Untreue in der Partnerschaft auf der Basis unzureichender Evidenz für diese Untreue. Auch die exzessive Beschäftigung mit potenzieller zukünftiger sexueller oder emotionaler Untreue oder quälende, sich aufdrängende Gedanken bezogen auf die Sexualität in Vorbeziehungen oder früheren Außenbeziehungen des Partners oder der Partnerin stellen mögliche Varianten übertriebener Eifersucht dar.

Aus einer historischen und interkulturellen Perspektive betrachtet ist Eifersucht dann exzessiv, wenn sie ein Ausmaß besitzergreifender Tendenzen überschreitet, das für eine bestimmte Gesellschaft oder Kultur als Norm betrachtet wird. Wie man sich leicht vorstellen kann, führt dies nicht selten bei Paaren zu Problemen, in denen beide unterschiedlichen Kulturen entstammen oder zumindest die Regeln unterschiedlicher Kulturen für sich als maßgeblich erachten. Die Partner und Partnerinnen haben dann häufig „inkompatible Konzepte von Exklusivität" (siehe auch Kap. 4a), d.h., sie definieren unterschiedlich, welche Verhaltensweisen exklusiv sind, also ausschließlich innerhalb der Partnerschaft erlaubt sind. Solche „inkompatiblen Konzepte“ kann es natürlich auch bereits innerhalb der gleichen Kultur geben: So würden viele Menschen in der westlichen Welt Sexualität als exklusiv definieren, aber nicht alle – es gibt ja durchaus „offene Beziehungen“, in denen man sich gegenseitig sexuelle Abenteuer erlaubt. Paarverbindungen zwischen „Monogamen“ und „Polyamourösen“ sind dementsprechend konfliktträchtig. Andererseits gibt es Kulturen, in denen auch ein Treffen (Essen, Spaziergang) im Rahmen einer „rein platonischen“ Freundschaft zwischen zwei Personen unterschiedlichen Geschlechts, die beide in einer Paarbeziehung leben, als unangemessen gilt. Kurz gesagt: Jede Definition von übertriebener Eifersucht ist kulturspezifisch.

Wenn man sich allerdings aus dem Grenzbereich zwischen normaler und übertriebener Eifersucht herausbewegt, gibt es durchaus Extremfälle unstrittig krankhafter Eifersucht, denen wir uns nun zuwenden. Für Sie, liebe Leserin und lieber Leser, wird dieser Abschnitt vor allem der „Ausschlussdiagnostik“ dienen, d. h., es gilt, zunächst einmal zu überprüfen, ob seltenere, aber durchaus mögliche Ursachen Ihrer Eifersucht ausgeschlossen werden können, die man sonst vielleicht übersehen könnte.

Exzessive Eifersucht kann als Komponente unterschiedlicher psychiatrischer Störungen auftreten. Sind Eifersüchtige fälschlicherweise 100%ig und nicht korrigierbar von der Untreue des Partners oder der Partnerin überzeugt, spricht man von Eifersuchtswahn. Manchmal tritt dieser als isolierte Wahnstörung auf, d. h., das Verhalten ist ansonsten nicht auffallend seltsam und die Leistungsfähigkeit nicht wesentlich beeinträchtigt. Ein Eifersuchtswahn kann jedoch auch als Anfangssymptom einer Schizophrenie oder neues Symptom bei bereits bestehender Psychose auftreten, es sind dann zusätzliche Symptome wie z. B. Halluzinationen und Stimmenhören vorhanden. Der Eifersuchtswahn kann sich zudem als Teil einer depressiven oder manischen Störung mit psychotischen Merkmalen äußern, falls der Wahn sich ausschließlich während der entsprechenden depressiven oder manischen Episoden zeigt. Schließlich tritt der Eifersuchtswahn auch im Rahmen toxischer oder organischer zerebraler Störungen auf, d. h. als körperliche Wirkung einer Substanz oder im Rahmen hirnorganischer Beeinträchtigungen (Alkoholabhängigkeit, andere Substanzabhängigkeiten, z. B. Amphetamin/Kokain, dementielle Störungen, z. B. Morbus Alzheimer, Morbus Parkinson und andere neurodegenerative Erkrankungen). Besonders bekannt, aber selten ist der alkoholische Eifersuchtswahn, der sich manchmal als Restsymptom einer chronischen Alkoholhalluzinose (z. B. die berühmten „weißen Mäuse", die Alkoholkranke im Delirium sehen), meist aber schleichend und monosymptomatisch (d. h. als einziges Symptom) entwickelt.

Für die meisten von Ihnen sind diese Informationen nur insofern wichtig, als sie es Ihnen ermöglichen, bestimmte seltene psychiatrische oder neurologische Erklärungsfaktoren für Ihre Eifersucht oder die Ihres Partners oder Ihrer Partnerin auszuschließen. Falls Sie dennoch Zusammenhänge mit den geschilderten Erkrankungen vermuten, sollten Sie dies unbedingt neurologisch-psychiatrisch abklären lassen.

Der Eifersuchtswahn ist selten, die Schätzungen liegen bei unter 1 % der Bevölkerung. In einer großen klinischen Stichprobe psychiatrischer Patienten und Patientinnen litten nur 0,5 % (18 von n = 3441) unter monosymptomatischem Eifersuchtswahn. Es ist schon lange bekannt, dass auch übertriebene *nicht wahnhafte* Eifersucht Krankheitswert haben und mit hohem Leidensdruck verbunden sein kann. Bis zur Veröffentlichung des neuesten amerikanischen Diagnosesystems, des DSM-5, gab es jedoch für diese nicht wahnhaften Eifersuchtsvarianten keine „diagnostische Schublade“ und daher auch keine wissenschaftlichen Studien, z. B. zu ihrer Häufigkeit. Was können wir dennoch über Formen *nicht wahnhafter,* aber dennoch irrationaler Eifersucht sagen?

Bei wahnhafter Eifersucht werden die eifersuchtsbezogenen Gedanken wie bereits geschildert als absolut wahr betrachtet. Unterhalb dieser Wahnschwelle finden sich wiederum zwei Untergruppen: Werden die Eifersuchtsgedanken als eigene Gedanken, als sich unwillentlich aufdrängend erlebt und als unsinnig und irrational erkannt, sind vielleicht sogar schambesetzt und es wird ihnen gegenüber Widerstand geleistet, ähneln sie stark Zwangsgedanken oder Zwangsgrübeleien. Der sich aufdrängende Gedanke drückt einen Zweifel aus (bei Zwangsgedanken z. B. „Ist der Herd wirklich ausgeschaltet?“, bei Eifersucht „Ist mein Partner mir wirklich treu?“) und führt, obwohl die betreffende Person spürt, dass der Gedanke irrational ist, zu einem Drang, Kontrollhandlungen auszuführen (Herd bzw. Partner kontrollieren). Dies ist die einfachere Variante.

Schwieriger wird es, wenn die Betroffenen zwar nicht 100%ig wie beim Eifersuchtswahn, aber doch so stark von der Untreue des Partners oder der Partnerin überzeugt sind, dass sie nur mit Mühe gerade noch vernünftiger Argumentation zugänglich sind. Es fällt ihnen ziemlich schwer, sich innerlich von dem Verdacht zu distanzieren, dass die andere Person untreu sein könnte, es handelt sich um eine „überwertige Idee“. An solchen Ideen wird sehr hartnäckig festgehalten, sie dominieren Denken und Handeln, lassen jedoch einen gewissen Raum für alternative Denkweisen, d. h., es bleibt eine gewisse Distanzierungsfähigkeit von der Idee der Untreue des Partners oder der Partnerin erhalten, zumindest in einer „ruhigen Minute“, wenn die Eifersucht nicht gerade akut „auflodert“. Punktuell kann diese Restdistanzierungsfähigkeit aber auch völlig verloren gehen, nämlich dann, wenn die Eifersuchtsgefühle in einer bestimmten Situation eine kritische Intensitätsschwelle überschreiten. Auch in diesen Fällen ist eine Ähnlichkeit zu Zwangsgedanken gegeben, allerdings zu Zwangsgedanken „mit wenig Einsicht“.

Die Ähnlichkeiten zwischen übertriebener, aber *nicht wahnhafter* Eifersucht und der Zwangsstörung, und zwar nicht nur im gedanklichen, sondern auch im Verhaltensbereich, haben dazu geführt, dass 2013 eine neue diagnostische Kategorie geschaffen wurde, die *zwanghafte Eifersucht*. Worin bestehen nun im Einzelnen die Ähnlichkeiten mit der Zwangsstörung?

Wie bei Zwängen finden sich wiederholte quälende, sich aufdrängende Gedanken oder bildhafte Vorstellungen, die sich von Zwangsgedanken in der Art der befürchteten Katastrophe (Untreue/Verlust der anderen Person versus z. B. Abbrennen des Hauses, wenn der Herd nicht kontrolliert wird) unterscheiden, kaum aber in ihrer Erlebnisqualität. Der Drang zu exzessivem und wiederholtem Kontrollverhalten (Durchsuchen von Kleidung, verhörartige Befragung zu Alltagsverhalten) und zum Einfordern von Rückversicherung, dass keine Untreue erfolgt ist, wird wie Kontroll- und Rückversicherungszwänge durch quälende Zweifel (z. B. „Ist mein Partner treu?“, „Habe ich den Herd ausgeschaltet?“) motiviert. In beiden Fällen können sich die Betroffenen nicht mehr auf ihre eigene Wahrnehmung verlassen, müssen daher entweder immer wieder kontrollieren oder brauchen „stellvertretend“ eine Rückversicherung durch den Partner oder die Partnerin.

Eifersuchts- wie Zwangsverhalten werden durch kurzfristige positive Konsequenzen aufrechterhalten: Kontrollen (in der Partnerschaft wie auch z. B. des Herds) ohne Verdachtsbestätigung und Rückversicherungen durch den Partner oder die Partnerin führen zu kurzfristiger Reduktion von Angst oder Eifersuchtsgefühlen und damit zu Erleichterung.

Werden Eifersucht provozierende Situationen vermieden (Einschränkung der Freiheit der anderen Person), gleicht dies „passivem Vermeidungsverhalten" bei Zwängen. Wenn z. B. bei sogenannten territorialen Waschzwängen aus Angst vor Verschmutzung kein Besuch in die eigene Wohnung gelassen wird, erlaubt dies kurzfristig eine vollständige Vermeidung von Angst. Analog kann das quälende Gefühl der Eifersucht vollständig vermieden werden, wenn Eifersüchtige mit dem Partner oder Partnerin gar nicht mehr unter Leute gehen.

Zusammenfassend kann man es so ausdrücken: Bei den Formen exzessiver Eifersucht weist der Eifersuchtswahn ganz eindeutig den höchsten Schweregrad auf. Unterhalb der Wahnschwelle ist die zwanghafte Eifersucht dann am schwierigsten zu behandeln, wenn „überwertige Ideen" vorliegen, d. h. eine starke Überzeugung, dass Untreue stattfindet, auch wenn die Betroffenen bereit sind einzuräumen, dass ihre Befürchtungen eventuell übertrieben sein könnten. Dies wäre dann eine zwanghafte Eifersucht „mit wenig Einsicht", aber doch einer Restdistanzierungsfähigkeit. Einfacher behandelbar sind Fälle zwanghafter Eifersucht, bei denen die Betroffenen ihre Eifersucht meist als irrational erkennen können, aber dennoch von ihren Zweifeln an der Untreue des Partners oder der Partnerin sehr gequält sind. Daten darüber, zu welchem Prozentanteil zwanghafte Eifersucht mit überwertigen Ideen einhergeht, gibt es leider noch nicht.

Zwanghafte Eifersucht ist wiederum von normaler Eifersucht abzugrenzen. Quantitativ ist sie mit einem höheren Zeitaufwand, größeren Schwierigkeiten, sich gedanklich vom Eifersuchtsthema zu lösen, stärkeren Beeinträchtigungen der Partnerschaft, massiverer Einschränkung der Freiheit der anderen Person und stärkeren Kontroll- und Rückversicherungszwängen bezogen auf ihr Verhalten verbunden. Als qualitatives Unterscheidungskriterium bietet sich an, dass die zwanghafte Eifersucht irrational und unbegründet ist. Allerdings gibt es vorübergehende irrationale Verdachtsmomente auch bei normaler Eifersucht, der Unterschied ist eher, dass diese leichter zu entkräften und „loszulassen“ sind. Insgesamt zeichnet sich normale Eifersucht dadurch aus, dass sie realitätsbasiert ist.

Schließlich ist noch der Spezialfall von Eifersucht nach der Entdeckung einer zuvor verheimlichten Affäre zu nennen. Da diese Eifersucht realitätsbasiert („fait accompli“-Eifersucht) und nicht irrational ist, wäre es falsch, sie als krankhaft zu klassifizieren. Dennoch sind der exzessiven Eifersucht ähnliche Phänomene zu beobachten: sich aufdrängende Gedanken und bildhafte Vorstellungen, in denen die sexuelle Beziehung beispielsweise zwischen Partner und Rivalin visualisiert wird, zwanghafte, „verhörartige“ Befragung zu Details der Affäre, extreme Wachsamkeit im Hinblick auf mögliche Anzeichen für einen fortgesetzten Verrat, starke Wut, aber auch anklammerndes Verhalten. Dies ist jedoch als Ausdruck einer Traumatisierung durch den Vertrauensbruch zu verstehen, d.h., es finden sich nicht selten Symptome einer posttraumatischen Belastungsstörung. Die Wiederherstellung von Vertrauen und ein Verzeihen dieses Vertrauensbruchs sind vielfach nur im Rahmen einer längeren paartherapeutischen Arbeit möglich.

Zuallerletzt sei noch auf ein Dilemma hingewiesen: Natürlich kann auch die Verleugnung einer Affäre unentdeckt bleiben, sodass bei der Behandlung der fälschliche Eindruck einer irrationalen Eifersucht entsteht! Dies scheint zwar sehr selten vorzukommen, aber Einzelfälle sind durch renommierte Paartherapieexperten und Paarforscher beschrieben worden.

## 5.2 Häufigkeit exzessiver Eifersucht

Zur Einschätzung der Häufigkeit exzessiver Eifersucht in der Allgemeinbevölkerung liegen keine wissenschaftlichen, sogenannte epidemiologischen Daten vor und es existieren auch keine Daten zur Vorkommenshäufigkeit bezogen auf Staaten oder ethnische Gruppen. Daher ist man auf sehr indirekte Datenquellen mit oft unklarer diagnostischer Einordnung der Eifersuchtsproblematik angewiesen, die nur sehr ungefähre Schätzungen erlauben. Dennoch ist selbst bei vorsichtiger Interpretation aller „indirekten" Datenquellen zu vermuten, dass es sich nicht um ein seltenes Problem handelt:

Relevant erscheinen Studien, in denen man exzessive Eifersucht bei 27 % bzw. 34 % der wegen Alkoholproblemen behandelten Männer und 15 % der wegen Alkoholproblemen behandelten Frauen findet. Überdies wird Eifersucht (aber nicht unbedingt irrationale Eifersucht) von einem Drittel aller Paare in Paartherapien als wichtiges Problem angegeben, wobei hier natürlich offenbleibt, wie häufig es um tatsächliche Untreue bzw. den Umgang mit tatsächlichen Seitensprüngen oder Außenbeziehungen geht. Bei einem Vergleich exzessiv eifersüchtiger Menschen (n = 14) mit einer großen studentischen Stichprobe (n = 245) gaben Erstere an, 4 bis 8 Stunden am Tag mit Eifersucht beschäftigt zu sein, und 10 % (das ist ein sehr hoher Prozentsatz!) der Studierenden führten eine meines Erachtens immer noch sehr exzessive Zeitdauer von 1 bis 4 Stunden am Tag an. Schließlich ist zu erwähnen, dass in klinischen Studien männliche Patienten mit exzessiver Eifersucht überwiegen (64 % : 36 %).

## 5.3 Exzessive Eifersucht und Alkoholprobleme

Hierzu gibt es durchaus kontroverse Positionen: Da Alkoholprobleme nur in 10 bis 20 % der Fälle exzessiver Eifersucht einen assoziierten Faktor darstellen, sind sie kaum als genereller oder alleiniger ursächlicher Faktor anzusehen. Andererseits entwickelten in einer Studie 65 von 71 exzessiv eifersüchtigen Alkoholabhängigen ihre exzessive Eifersucht nach Beginn der Alkoholabhängigkeit. Nur 9 von 71 Probanden und Probandinnen wurden dabei als Fälle wahnhafter Eifersucht diagnostiziert. Die psychiatrische Lehrmeinung geht heute dahin, dass Alkoholabhängigkeit exzessive Eifersucht verstärkt, aber selten ihre primäre Ursache ist. Natürlich leidet diese Diskussion unter der häufig diagnostisch unklaren Einordnung der Fälle in den zitierten Studien.

Obwohl die Befundlage also nicht eindeutig ist, sollten Sie für sich selbst überprüfen, ob es Zusammenhänge Ihrer Eifersuchtsproblematik mit Alkoholkonsum gibt. Dabei geht es nicht nur darum, ob es sich bei Ihnen um eine körperliche Abhängigkeit handelt. Auch wenn dies nicht der Fall ist, kann Alkoholkonsum ungünstiges Reagieren auf starke Eifersuchtsgefühle provozieren, z. B. Wutausbrüche, die in Gewalt eskalieren. Dementsprechend ist Ihnen anzuraten, auf Alkoholkonsum zu verzichten, sofern ein Zusammenhang mit der Eifersuchtsproblematik besteht.

Festzuhalten ist schließlich, dass der alkoholische Eifersuchtswahn sehr selten ist und fast ausschließlich Männer befällt. Er kann gelegentlich im Rahmen einer Alkoholhalluzinose und eines Delirium tremens auftreten und dann rasch reversibel sein; häufiger jedoch beginnt er schleichend, ist das alleinige Symptom, oft chronisch und auch bei Alkoholabstinenz kaum reversibel. Hirnorganische Beeinträchtigungen sind häufig. Mit neuroleptischer Behandlung kommt es in lediglich 55 % der Fälle zu Besserungen, wobei manche Studien von einer Besserung unter Pimozid, einem sonst selten angewandten Präparat, berichten.

## 5.4 Selbst- und Fremdgefährdung bei exzessiver Eifersucht

Das mit exzessiver Eifersucht verbundene hohe Selbst- und Fremdgefährdungsrisiko ist bei der Behandlung unbedingt zu berücksichtigen. Bei 20 % der exzessiv Eifersüchtigen kommt es zu Suizidversuchen und auch Suizide nach Tötung des Partners oder der Partnerin sind möglich. Nicht selten entwickeln sich psychische Störungen bei Partnern oder Partnerinnen (Angst, Depression, Substanzmissbrauch), die vielfach mindestens so stark oder noch stärker leiden als die Eifersüchtigen selbst, jedoch finden bei ihnen kaum gewaltsame Reaktionen statt.

Über 50 % der exzessiv Eifersüchtigen reagieren mit körperlicher Gewalt der anderen Person gegenüber, in 14 % der Fälle werden auch Mordversuche berichtet. Eine Gewalteskalation kann durch Leugnung der Untreue, aber auch durch „falsche Geständnisse“ aus Erschöpfung provoziert werden, d. h., der Partner oder die Partnerin ist in einer „No-win-

Situation". Dass 17 % aller Morde in Großbritannien Eifersuchtsmorde sind, verdeutlicht das Ausmaß des Problems.

Das Gewaltrisiko ist unter Alkoholeinfluss erhöht. In einer Untersuchung bei 110 wegen Mord, Mordversuch oder schwerer Körperverletzung forensisch untergebrachten exzessiv Eifersüchtigen war das Opfer in 94 Fällen der Partner oder die Partnerin, in nur 7 Fällen ein Rivale oder eine Rivalin. In einer kleineren Stichprobe (n = 20) fand sich in keinem Fall Gewalt gegen Rivalen oder Rivalinnen. Offensichtlich ist auch weiteres Mordgeschehen möglich. So ist einmal die Ermordung einer neuen Partnerin nach Verbüßen der Strafe für die Ermordung ihrer „Vorgängerin" und Jahren augenscheinlicher Normalität vorgekommen.

Insgesamt ist bei diesen Zahlen zu berücksichtigen, dass sie aus relativ alten Studien stammen und das Gewaltrisiko diagnosebezogen unklar ist. So ist z. B. nicht erkennbar, in welchem Prozentsatz der Fälle wahnhafte Eifersucht – ob im Sinne eines monosymptomatischen Wahns oder im Rahmen einer Psychose – vorlag.

Wie bereits betont: Viele dieser wissenschaftlichen Daten sind vielleicht für Sie persönlich gar nicht relevant und treffen nur für die extremsten Fälle übertriebener Eifersucht zu. Gleichzeitig sollen die zitierten Zahlen Sie auch dafür sensibilisieren, dass Sie sich spätestens dann, wenn es zu körperlicher Gewalt in der Partnerschaft oder zu Selbstmordgedanken gekommen ist, schleunigst in Behandlung begeben sollten!

# Kapitel 6
# Erklärungsansätze für normale und exzessive Eifersucht

Die Erklärungsansätze unterscheiden sich darin, inwieweit sie sich auf normale und/oder übertriebene Eifersucht erstrecken. So beziehen sich psychodynamische Ansätze auf beide Aspekte, während der evolutionstheoretische Ansatz sich schwerpunktmäßig mit normaler Eifersucht befasst und der kognitive Ansatz vor allem exzessive und irrationale Eifersucht fokussiert. Für sämtliche Erklärungsansätze gilt, dass sie wissenschaftlich nur unzureichend untermauert sind. Am stärksten empirisch überprüft wurde bislang interessanterweise der evolutionstheoretische Ansatz.

## 6.1 Psychodynamische Erklärungsansätze

Nach Sigmund Freud geht die sogenannte konkurrierende (normale) Eifersucht einher mit Schmerz und Trauer über den drohenden Verlust des Partners oder der Partnerin und narzisstischer Kränkung aufgrund von Aggression gegen einen Nebenbuhler oder eine Nebenbuhlerin. Er leitet sie her aus dem Geschwisterkomplex (d. h. einem Gefühl von Benachteiligung und Minderwertigkeit gegenüber einem Geschwisterkind) oder dem Ödipus- bzw. Elektrakomplex (d. h. einer Fixierung auf den jeweils andersgeschlechtlichen, bei Rivalität zum jeweils gleichgeschlechtlichen Elternteil). Die neurotische Eifersucht sieht Freud als Abwehr eigener Impulse zur Untreue durch Projektion. Die wahnhafte Eifersucht geht nach Freud ebenfalls aus verdrängten eigenen Untreuebestrebungen hervor, repräsentiert jedoch projizierte latente Homosexualität.

Alfred Adler sieht Eifersucht als besondere Form des Strebens nach Macht zur Kompensation von Minderwertigkeitsgefühlen.

Psychodynamische Therapieformen konzentrieren sich auf die Bearbeitung der lebensgeschichtlichen Hintergründe. Es ist meines Erachtens unstrittig, dass solche biografischen Hintergründe, z.B. Selbstwertprobleme, in der Behandlung zu berücksichtigen sind, wenn dies auch in den seltensten Fällen hinreichend sein wird. Die hier aufgeführten Hypothesen zur Art der biografischen Faktoren halte ich für hochspekulativ und sicherlich nicht für generell zutreffend.

## 6.2 Evolutionstheoretischer Erklärungsansatz

Unter evolutionstheoretischer Perspektive erscheint Eifersucht als universelles, angeborenes Gefühl, das darauf abzielt, die Weitergabe eigener Gene auf Kosten der Gene von Rivalen oder Rivalinnen durch alleinigen Besitz eines Partners oder einer Partnerin zu sichern. Bei Männern dient sie demnach der Sicherung der Gewissheit der Vaterschaft, damit keine Ressourcen in nicht selbst gezeugte Nachkommen („Kuckuckskinder“) investiert werden. Hieraus wird abgeleitet, dass Männer mehr Angst vor sexueller Untreue haben. Bei Frauen hingegen würde Eifersucht der Sicherung einer stabilen Unterstützung zur Kinderaufzucht dienen und daher wird ihnen mehr Angst vor emotionaler Untreue zugeschrieben. Dementsprechend sollen Männer am stärksten auf im Status überlegene Rivalen, Frauen am stärksten auf jüngere, attraktivere Rivalinnen eifersüchtig sein. Nach der „Fehlermanagement-Theorie“ ergibt sich der evolutionäre Vorteil der Eifersucht dadurch, dass die Kosten für fälschlich unterstellte Untreue geringer sind als die Kosten des „Übersehens“ tatsächlicher Untreue (Verlust des Partners an Nebenbuhlerin, Aufzucht durch „Fremdverpaarung“ entstandener Kinder durch den Mann).

Inwiefern ist der evolutionstheoretische Ansatz nützlich? Für eifersüchtige Menschen ist es beruhigend zu erfahren, dass Eifersucht in normaler Intensität ein universelles Phänomen darstellt. Das lässt sich auch durch Hinweise aus Ethnologie und Biologie untermauern: Selbst in einer Gesellschaft ohne sprachlichen Begriff und kulturelles Skript für Eifersucht wie den Makassar kennen die Menschen Angst, Verzweiflung, Verletzung und Wut, wenn eine geliebte Person sich in der Partnerschaft abwendet und sich einem anderen Menschen zuneigt, und überprüfen ihr Verhalten auf diesbezügliche Anzeichen hin. Analoge Formen der „Partnerwache“ finden sich auch im Tierreich bei monogam lebenden Spezies. Allerdings erklärt der Ansatz nicht, warum Eifersucht bei manchen Menschen pathologisch entgleist, sondern eher, warum wir generell zu Eifersucht neigen.

Die wissenschaftlichen Belege für und gegen den evolutionstheoretischen Erklärungsansatz werden sehr kontrovers diskutiert. Einige Befunde stützen den Ansatz zumindest teilweise. So reagieren Frauen stärker auf emotionale Untreue, aber es gibt keinen Geschlechtsunterschied bezüglich sexueller Eifersucht, und die Angst vor dem Verlust der sexuellen Exklusivität ist bei Männern nicht größer als bei Frauen.

Laut einer den evolutionären Ansatz stützenden Studie erkundigen sich Männer eher nach der sexuellen Natur der Außenbeziehung der Partnerin, Frauen nach der emotionalen Natur der Außenbeziehung des Partners. Männer leugnen eher die emotionale Involvierung mit der Liebhaberin („Es war nur Sex und nichts Tiefergehendes"), Frauen eher die sexuelle Involvierung mit dem Liebhaber („Ich kann nur gut mit ihm reden"). Mit anderen Worten verhalten sich die Probanden und Probandinnen dieser Studie so, als ob sie an die evolutionstheoretischen Annahmen glauben!

Eine weitere Studie, welche die evolutionstheoretischen Hypothesen stützt, bestätigt, dass Männer mit exzessiver Eifersucht mehr durch sexuelle als durch emotionale Untreue beunruhigt sind und hierbei stärker den Status eines potenziellen Rivalen fokussieren, während Frauen mit exzessiver Eifersucht stärker durch emotionale als durch sexuelle Untreue beunruhigt sind und hierbei stärker auf jüngere und körperlich attraktivere potenzielle Rivalinnen fokussieren.

Die Kritik am evolutionstheoretischen Ansatz stellt vor allem die empirischen Befunde zugunsten dieses Ansatzes infrage. Sie entstammen häufig Studien, in denen das Verhalten in hypothetischen Situationen erfragt wurde („Stellen Sie sich einmal folgende Situation vor") und nicht das Verhalten in tatsächlichen Beziehungssituationen. Und selbst solche Studien mit „hypothetischen Szenarios" untermauern die Theorie nicht einheitlich (Beispiel: 75 % der chinesischen Männer sind besorgter über emotionale als über sexuelle Untreue!). Werden tatsächliche Erfahrungen mit Untreue erfragt, ergeben sich z. T. der Theorie nicht entsprechende Befunde. Auch sollten kinderlose Paare weniger Eifersucht empfinden, was nicht der Fall ist. Insgesamt sind kulturelle Einflüsse auf die Ergebnisse sehr deutlich, z. B. sind die Angaben von Männern, sexuelle Untreue sei schlimmer als emotionale, bei amerikanischen Männern um 33 % höher als bei deutschen.

## 6.3 Kognitiv-verhaltenstherapeutischer Erklärungsansatz

Der kognitiv-verhaltenstherapeutische Erklärungsansatz postuliert, dass übertriebene Eifersucht in Abwesenheit klarer Indizien für eine Untreue des Partners oder der Partnerin aus irrationalen Bewertungsprozessen resultiert, d.h. aus einer verzerrten Wahrnehmung und Interpretation von Ereignissen und Informationen. Kernproblem übertriebener Eifersucht sind demnach irrationale, sich aufdrängende Gedanken, auf welche die Person häufig reagiert, ohne sie zu hinterfragen, also auch ohne „gutartige" Alternativinterpretationen in Betracht zu ziehen. Eine Frau sieht z.B. ihren Mann im Gespräch mit einer Arbeitskollegin. Dies löst automatisch den negativen Gedanken aus, ihr Mann finde die Kollegin sexuell attraktiv und wolle sie mit ihr betrügen, was zu Angst vor Auseinanderbrechen der Zweierbeziehung durch Untreue führt. Nährboden solcher automatischer Gedanken sind vor dem Hintergrund lebensgeschichtlicher Erfahrungen der Person verständliche, aber irrationale Annahmen. Diese können sich z.B. auf die eigene sexuelle Attraktivität beziehen („Ich bin unattraktiv"), aber auch auf sexuelles Verhalten allgemein („Jeder Mann nutzt die Gelegenheit zu Affären, wenn er kann"). Oder das Zuspätkommen seiner Frau aus harmlosen Gründen löst bei einem Mann den automatischen Gedanken aus, dass sie sich gerade mit einem anderen Mann trifft. Nährboden dieses Gedankens könnten ebenso negative selbstwertbezogene Annahmen sein („Ich kann sie nicht befriedigen, ich bin nicht gut genug“) oder generalisierte Annahmen („Im Grunde gehen alle Frauen fremd“; „Eine Frau, die einmal untreu war, wird es immer wieder sein“), die ebenfalls lebensgeschichtlich nachvollziehbar sind, z. B. weil die Mutter den Vater mehrfach betrog und ihn wegen eines anderen Mannes verließ. Zusätzlich wird angenommen, dass solche negativen automatischen Gedanken umso schneller „anspringen“, je schlechter es der Person geht. So würde bei depressiver Stimmungslage die Wahrscheinlichkeit dafür steigen, dass eine Person ins „Fahrwasser“ solcher irrationaler Interpretationen gerät. Dies könnte z. B. dann der Fall sein, wenn jemand mit aktuellen selbstwertbedrohlichen Ereignissen konfrontiert ist (siehe auch Kap. 4a). So könnte das Selbstwertgefühl eines Mannes durch eine eigene sexuelle Dysfunktion, z. B. eine Erektionsschwäche oder einen vorzeitigen Samenerguss, ins Wanken geraten, oder eine Frau könnte sich während der Schwangerschaft durch ihren Bauch subjektiv weniger attraktiv fühlen. Außerdem kann das Selbstwertgefühl auch aus Gründen herabgesetzt sein, die mit der Beziehung oder mit Sexualität direkt gar nichts tun haben, z. B. durch den Verlust des Arbeitsplatzes. Ist der Selbstwert generell „wackelig“, verstärkt sich die Neigung zu vergleichen, und es werden eifersuchtsbezogene Gedanken zur Unterlegenheit gegenüber potenziellen Rivalen und Rivalinnen ausgelöst. Je nach Person konzentrieren sich diese Vergleiche wie bereits erwähnt natürlich auf unterschiedliche Merkmale (soziale Kompetenz, Reichtum, Körpergröße, Figur, Größe des Penis, Potenz).

Misstrauische Fehldeutungen bei auch „gutartig“ erklärbaren Auslösern (Partner kommt zu spät von der Arbeit, will keinen Sex, erhält Anruf von einer Frau, bringt Blumen mit) werden also auf ihre biografischen Wurzeln zurückgeführt. Hierzu gehören eine Neigung zu Trennungsangst aufgrund früher Erfahrungen mit gravierenden Verlusten, Getäuscht- und Verlassenwerden oder außerehelichen Affären/Eifersuchtsdramen der Eltern bei insgesamt unsicherer Bindung, aber auch Entwicklungsbedingungen, die zu niedrigem Selbstwert, speziell sexuellen Minderwertigkeitsgefühlen, oder akzentuierten Persönlichkeitsstilen (siehe Kap. 4b) geführt haben.

Durch Eifersuchtsgedanken ausgelöstes Verhalten (z. B. Kontrollen, Einfordern von Rückversicherung, Einschränkung des Aktionsradius des Partners oder der Partnerin) verfestigt sich dann über seinen kurzfristigen Erfolg, d. h., es wird durch die kurzfristige Reduktion oder Vermeidung quälender Eifersuchtsgefühle aufrechterhalten. Das „Tückische" an diesen Kontrollverhaltensweisen ist also, dass sie zwar kurzfristig „etwas bringen", aber mittel- und langfristig sowohl der Person als auch der Partnerschaft schaden.

Der kognitiv-verhaltenstherapeutische Erklärungsansatz ist eine gute Grundlage für die Therapie irrationaler Eifersucht und enthält viele nützliche Elemente, auf die ich später zurückkommen werde. Aus ihm sind u. a. Verfahren der „kognitiven Umstrukturierung" abgeleitet worden, d. h. Methoden, die es Eifersüchtigen ermöglichen sollen, ihre gedankliche Bewertung des Verhaltens des Partners oder der Partnerin zu verändern.

# Kapitel 7
# Allgemeine Bemerkungen zu Diagnostik und Therapie bei Eifersuchtsproblemen

## 7.1 Behandlungskontexte

Eifersuchtsprobleme tauchen in sehr unterschiedlichen Behandlungskontexten auf. Nicht immer sind sie der eigentliche Überweisungsgrund für eine Einzelperson oder ein Paar. Vielfach werden sie z. B. erst im Verlauf einer Paartherapie als Hauptursache für Eheprobleme deutlich oder sie zeichnen sich als Problem im Verlauf einer Therapie sexueller Dysfunktionen ab. Schließlich treten sie nicht selten als ein Teilproblem (und hierbei nicht immer als vordringlicher Behandlungsfokus) bei der Behandlung anderer Störungen auf (Schizophrenie, Alkoholabhängigkeit, hirnorganische Beeinträchtigungen). Zunächst ist daher immer abzuklären, um welche Form übertriebener Eifersucht es sich handelt.

## 7.2 Diagnostik

Hierzu muss zunächst eine vollständige psychiatrische Abklärung erfolgen, wobei auch der Grad der Überzeugung, mit dem an der Annahme zur Untreue des Partners oder der Partnerin festgehalten wird, erhoben werden sollte. Aktuelle Gewalt und Gewaltandrohungen müssen zum Schutz potenzieller Opfer von Gewalt abgeklärt werden, ebenso wie potenzielle Suizidalität. Besonders gründlich müssen die Themenbereiche Sexualität, häusliche Gewalt, Alkohol und Drogen untersucht werden. Aktuelle Belastungen (Trennungsdrohungen, sexuelle Probleme) und Reaktionen des Partners oder der Partnerin auf die Eifersucht sollten ebenfalls erfragt werden. Gleich zu Beginn der Behandlung sollte transparent gemacht werden, dass Informationen über die Gefährdung von Personen prinzipiell weitergegeben werden, da der Schutz von Menschen vor Gewalt ein höheres Gut darstellt als die psychotherapeutische Schweigepflicht. Im Übrigen muss von vornherein klargemacht werden, dass wahrscheinlich sowohl Partner wie Partnerin gleichermaßen hilfsbedürftig sind. Im englischen Sprachraum stehen einige Fragebögen zur Verfügung, um die Intensität der Eifersucht zu quantifizieren, während mir ein deutschsprachiger Fragebogen nicht bekannt ist.

## 7.3 Behandlungsoptionen

Zu den vielfältigen Behandlungsoptionen ist vorab zu betonen, dass sie sämtlich einen geringen wissenschaftlichen Bewährungsgrad aufweisen, der über Einzelfallberichte und – im Falle kognitiver Therapie – unkontrollierte Gruppenstudien nicht hinausgeht.

Allgemein kann man drei Kategorien von Interventionen unterscheiden: In schweren Fällen muss an kurzfristige Kriseninterventionen gedacht werden (stationäre Aufnahme, ggf. Zwangseinweisung, geografische Trennung der Betroffenen, Schutz der Kinder). Auch medikamentöse Interventionen können sinnvoll sein: Bei Vorliegen einer monosymptomatischen Wahnstörung oder einer Schizophrenie ist eine antipsychotische Medikation sinnvoll, wobei speziell beim alkoholischen Eifersuchtswahn Neuroleptika nicht immer wirksam sind. Bei zwanghafter Eifersucht gibt es Berichte über im Einzelfall positive Effekte einer bestimmten Gruppe von Antidepressiva, den selektiven Serotonin-Wiederaufnahmehemmern und dem trizyklischen Antidepressivum Clomipramin, die sich auch bei Zwangsstörungen in vielen wissenschaftlichen Studien als wirksam erwiesen haben (Ansprechquote: 40–60 %). Wie bei Zwangsstörungen ist eine positive Wirkung auch möglich, wenn keine begleitende Depressivität vorliegt, d. h., diese Medikamente wirken nicht über den Umweg einer Stimmungsaufhellung. Eine Kombination mit Psychotherapie ist durchaus erwägenswert, da schon eine gewisse Reduktion der Intensität der Eifersucht die Zugänglichkeit für psychotherapeutische Methoden erhöhen kann. Schließlich werden für die zwanghafte, nicht wahnhafte Eifersucht kognitiv-verhaltenstherapeutische, systemische und psychodynamische Methoden vorgeschlagen, wobei grundsätzlich zwischen einzel- und paartherapeutischen Strategien zu unterscheiden ist. Meine Vorschläge für Ihren Umgang mit Ihrer Eifersucht basieren auf kognitiv-verhaltenstherapeutischen Überlegungen und paartherapeutischen Elementen. Sie sind nützlich für Menschen mit irrationaler, zwanghafter Eifersucht, während sie bei Menschen mit Eifersuchtswahn nicht sinnvoll anwendbar sind. Je nach Intensität Ihrer Eifersuchtsprobleme können Sie meine Vorschläge entweder im Sinne der Selbsthilfe eigenständig umsetzen oder Sie können das Buch als Begleitbuch zur Unterstützung einer Psychotherapie nutzen.

# Kapitel 8
# Selbsthilfe und therapeutische Interventionen bei zwanghafter Eifersucht

Um Ihnen die Möglichkeiten der Selbsthilfe und therapeutischer Interventionen zu erläutern, werde ich Ihnen Schritt für Schritt die einzelnen Bausteine eines kognitiv-verhaltenstherapeutischen Vorgehens vorstellen, wie Sie diese für sich im „Selbsthilfeformat“ anwenden können. Sollten Sie sich dafür entscheiden, darüber hinaus eine Psychotherapie in Anspruch zu nehmen, werden diese Bausteine zwar häufig Bestandteil der Therapiegespräche sein, aber die Themenbereiche können natürlich auch in einer vom Buch abweichenden Reihenfolge zum Tragen kommen.

## 8.1 Verhaltensanalyse

Der erste Schritt einer Verhaltenstherapie ist stets die Verhaltensanalyse. So wie ich es Ihnen bereits im Abschnitt „Typische Eifersuchtsphänomene“ geschildert habe (siehe Kap. 4), erarbeiten Sie dabei – für sich selbst oder mithilfe Ihres Therapeuten oder Ihrer Therapeutin – Informationen zu:

- ✧ den auslösenden Faktoren Ihrer Eifersucht,
- ✧ den situationsübergreifenden, dauerhaften Charakteristika Ihrer Person, die eine Eifersuchtsreaktion begünstigen,
- ✧ der Eifersuchtsreaktion selbst in ihren gedanklichen, emotionalen, körperlichen und Verhaltensaspekten sowie
- ✧ zu den Konsequenzen Ihrer Eifersucht.

Schauen wir uns als Beispiel den ersten Entwurf der Verhaltensanalyse von Herrn F. an – Entwurf deshalb, weil eine solche Verhaltensanalyse im Prozess der Therapie fortlaufend noch verfeinert und erweitert werden kann. Wir beschränken uns dabei zunächst auf die Beispielsituation, die Herr F. zu Beginn seiner Therapie schildert.

## *Fallbeispiel Herr F.*

*Auslösende Situation:* Seine Frau kommt eine Stunde zu spät von der Arbeit und erzählt, sie habe für ihren Chef noch ein wichtiges Dokument fertigstellen müssen. Bei Herrn F. kommt sofort die Erinnerung hoch, dass er beim Sommerfest des Betriebs seiner Frau, zu dem auch die Partner und Partnerinnen mit eingeladen waren, bemerkt hatte, dass der Chef seine Frau sehr freundlich begrüßt hatte.

*Personencharakteristika:* Das Selbstwertgefühl von Herrn F. ist generell niedrig und derzeit zusätzlich „angeschlagen" dadurch, dass er infolge der Insolvenz seines Betriebs vor wenigen Wochen arbeitslos geworden ist.

Außerdem ist er immer schon skeptisch, was die Beständigkeit von Paarbeziehungen angeht, weil seine Mutter mehrfach fremdging und sich von seinem Vater wegen eines anderen Mannes trennte, als er acht Jahre alt war, und hat vor diesem Hintergrund eine Neigung zu Trennungsängsten entwickelt.

*Gedanken:* Sofort drängt sich Herrn F. die bildhafte Vorstellung auf, wie seine Frau auf dem Schreibtisch des Chefs mit diesem Sex hat. Zwar bewertet er diese Vorstellung zunächst als unrealistisch und versucht, sich rasch davon abzulenken, aber bleibt dann dabei hängen, dass er sich mit ihrem Chef vergleicht, den er als ungleich erfolgreicher, sozial kompetenter und besser aussehend einschätzt. Daraufhin kommen ihm Zweifel, ob seine Frau ihn nicht doch mit ihrem Chef betrügen könnte.

*Emotionen:* Es stellt sich ein quälendes Eifersuchtsgefühl ein, eine Mischung aus Misstrauen, Angst vor Verlassenwerden und dem damit verbundenen Schmerz, Unsicherheit und Wut.

*Körper:* Körperlich reagiert Herr F. mit Herzrasen, einem Gefühl der Enge im Brustbereich und einem Schweißausbruch.

*Verhalten:* Herr F. versucht, sich zunächst nichts anmerken zu lassen und freundlich zu sein, schlittert aber allmählich und unmerklich in eine „verhörartige“ Befragung seiner Frau hinein (Was war denn das für ein Dokument? War der Chef auch noch im Haus? Waren noch andere Mitarbeiter anwesend?). Nachdem seine Frau zunehmend irritiert und schließlich verärgert reagiert, wirft er ihr vor, mit dem Chef zu flirten, und kommt (übrigens nicht zum ersten Mal) auf seine Beobachtung vom Sommerfest zurück. Außerdem fragt er sie, ob sie ihn überhaupt noch liebt (Rückversicherungsfrage).

*Konsequenzen:* Seine Frau beruhigt ihn, versichert ihm, dass sie ihn liebt und er sich diesbezüglich wirklich keine Sorgen zu machen braucht. Kurzfristig ist Herr F. erleichtert, seine Zweifel, seine Eifersuchtsgefühle, seine Wut, sein Misstrauen und auch seine körperlichen Symptome reduzieren sich. Da sich solche Szenen jedoch auch in anderen, aus Sicht seiner Frau geringfügigen oder harmlosen Situationen wiederholen, ist sie zudem gekränkt durch sein Misstrauen und genervt davon, dass er ständig ihre Rückversicherung zu brauchen scheint. Mittelfristig wird seine übertriebene Eifersucht dadurch zu einer Belastung für die Paarbeziehung.

Eine Verhaltensanalyse liefert wertvolle Informationen für die Therapieplanung. Was sind die typischen Auslöser für Eifersucht? Wie verläuft die Eifersuchtsreaktion gedanklich, emotional und körperlich? Bei Herrn F. wird z.B. deutlich, auf welche Verhaltensweisen er besser verzichten sollte (verhörartige Befragungen, Vorwürfe, Rückversicherungsfragen) und welche wahrscheinlich lebensgeschichtlich nachvollziehbaren Personencharakteristika zum Eifersuchtsproblem beitragen (niedriges Selbstwertgefühl, Trennungsangst). Und nicht zuletzt kann man ihm anhand eines Verhaltensanalyse-Schemas gut verdeutlichen, dass sein Verhalten dadurch aufrechterhalten wird, dass es kurzfristig positive Konsequenzen zeitigt (z.B. seine Erleichterung nach der Rückversicherung durch seine Frau), dass es jedoch mittelfristig die Beziehung stark belastet.

*Das Verhaltensanalyse-Schema*

An dieser Stelle wäre es nützlich für Sie, Ihre eigene Eifersuchtsproblematik in ein Verhaltensanalyse-Schema einzuordnen. Dazu tragen Sie auf einem DIN-A4-Blatt zunächst einmal folgende Kategorien ein: Auslöser – Personencharakteristika – Gedanken – Emotionen – Körper – Verhalten – Konsequenzen, mit jeweils genügend großen Zwischenräumen, um zu jeder Kategorie Ihre persönlichen Eifersuchtsaspekte aufschreiben zu können. Hierbei ist die Unterscheidung kurzfristiger und mittel-/langfristiger Konsequenzen besonders wichtig, um ein Gefühl dafür zu bekommen, wie insbesondere kurzfristig positive Konsequenzen mit langfristig negativen Konsequenzen kontrastieren. Wenn Sie Ihr persönliches Verhaltensanalyse-Schema erstellt haben, lesen Sie bitte noch einmal Kapitel 4 („Typische Eifersuchtsphänomene“) – das erlaubt Ihnen zu überprüfen, ob Sie alle wichtigen Aspekte berücksichtigt haben oder noch etwas ergänzen sollten.

## 8.2 Kognitive Umstrukturierung

Kognitive Umstrukturierung ist ein Sammelbegriff für Methoden, die auf ein Infragestellen und eine Korrektur irrationaler Interpretationen von übertrieben Eifersüchtigen abzielen.

Das beginnt damit, dass Sie sich bemühen, Ihre Ihnen „automatisch“ als erste in den Sinn kommende eifersüchtige Interpretation („Bestimmt kommt sie zu spät, weil sie noch Sex mit ihrem Chef hatte“) mit einem Fragezeichen zu versehen und stattdessen eine gutartigere Interpretation zu suchen, die die Ereignisse genauso gut erklärt („Sie hat wirklich nur eine bezahlte Überstunde gemacht"). Weitere einfache Beispiele: Ein Partner könnte keinen Sex wollen, weil er müde ist. Oder ein Partner umarmt eine Frau, weil er ein abweichendes Konzept der „Exklusivität" hat, d.h. anders definiert, was als „nicht exklusiv" auch außerhalb der Partnerschaft erlaubt ist. Daher „denkt er sich nichts dabei" und hat aufgrund seines von Ihrem abweichenden Konzepts auch keinerlei Schuldgefühle, da er Ihnen ja aus seiner Sicht in keiner Weise untreu geworden ist.

Um selbstabwertende Annahmen zu korrigieren (z.B. „Mein Ehemann wird mich wegen einer anderen verlassen, weil ich sexuell so unattraktiv bin"), könnte ein Therapeut z.B. folgenden Dialog anstoßen:

Therapeut: Hatten Sie vor Ihrem Ehemann sexuelle Beziehungen zu anderen Männern?
Patientin: Ja, einige.
Therapeut: Was meinen Sie: Haben diese Männer Sie begehrt oder aus Mitleid mit Ihnen geschlafen?
Patientin: *(lächelt)* Naja, die haben mich schon begehrt.
Therapeut: Fanden die Sie etwa sexuell attraktiv?
Patientin: Wohl schon ...

Durch diesen sogenannten sokratischen Dialog werden also in diesem Fall selbstwertförderliche Gedanken oder Belege dafür „gefunden", dass die Patientin wohl in Vorbeziehungen für etliche Männer sexuell attraktiv war.

Im folgenden sokratischen Dialog geht es um einen Patienten, der aus seiner Eifersucht heraus seine Partnerin gedrängt hatte, ihm Details der Sexualität in ihrer vorangegangenen Beziehung zu erzählen, was dann seine Eifersucht noch intensivierte:

Patient: Das hätte sie ihm nicht erlauben dürfen.
Therapeut: Was war schlecht daran, was sie taten?
Patient: Er hat sie von hinten genommen.
Therapeut: Was regt Sie daran besonders auf?
Patient: Sie hat sich wie eine Nutte benommen.
Therapeut: Ich bin verwirrt. War sie damals nicht in einer Paarbeziehung mit diesem Mann?
Patient: Doch.
Therapeut: Ist das nicht normal für junge Leute, unterschiedliche Positionen auszuprobieren?
Patient: Ist es.
Therapeut: Haben Sie nicht dasselbe getan?
Patient: Doch.
Therapeut: Haben Sie Ihre damaligen Partnerinnen als Nutten betrachtet?
Patient: Nein, habe ich nicht.

Es geht also stets darum, Ihre automatische, eifersuchtsbezogene Interpretation durch eine gutartigere, vernünftigere Interpretation zu korrigieren. Auch zwischen Ihren Therapiesitzungen sollten Sie sich täglich die erarbeiteten rationalen Interpretationen mehrfach ins Gedächtnis rufen und vergegenwärtigen.

## *Die Zweispalten-Technik*

Sofern Sie zunächst einmal versuchen möchten, ohne therapeutische Unterstützung auszukommen, ist es wichtig zu realisieren, dass Sie Eifersucht als sehr starkes, manchmal auch als überwältigendes Gefühl erleben, welches Ihnen Ihre automatische Erstinterpretation häufig als „fraglos wahr“ erscheinen lässt. Um überhaupt einen Schritt beiseitetreten zu können, hilft eine schriftliche Protokollierung Ihrer Eifersuchtsgedanken in der „Zweispalten-Technik". Hierbei tragen Sie in die erste Spalte (links) Ihren „automatischen" Gedanken ein, in die zweite Spalte (rechts) die „gutartigere" Alternativinterpretation. Hier ein paar Beispiele:

| **Automatischer Eifersuchtsgedanke** | **Gutartige Alternativinterpretation** |
| --- | --- |
| Bestimmt kommt sie zu spät, weil sie noch Sex mit ihrem Chef hatte. | Sie hat nur eine bezahlte Überstunde gemacht. |
| Bestimmt hat er mir Blumen mitgebracht, um seine Untreue zu verschleiern. | Er wollte mir einfach eine Freude machen. |
| Bestimmt hat sie ihren Jugendfreund zur Begrüßung umarmt, weil sie ihn sexuell attraktiver findet als mich. | Sie kennt ihn schon ewig und eine solche Umarmung ist unter alten Freunden normal. |

Durch eine solche Protokollierung – einfach schon dadurch, dass die zweite Spalte überhaupt vorhanden ist! – wird Ihnen immer wieder bewusst werden, dass die auslösende Situation zumindest mehrdeutig ist. Diese Einsicht ist Ihnen durch Ihre ständige „detektivische" Suche nach Indizien, die Ihren Untreueverdacht bestätigen, wahrscheinlich längst verloren gegangen. Damit Ihnen eine Distanzierung von Ihren automatischen Erstinterpretationen allmählich zuverlässiger gelingt, ist es notwendig, dass Sie die Zweispalten-Technik quasi in einer tagebuchähnlichen Form täglich benutzen, am besten, sobald Eifersuchtsgedanken auftreten oder zumindest einmal täglich abends im Rückblick auf den Tag. Günstig ist es, sich dafür ein kleines „Vokabelheftchen“ zu kaufen, in das Sie Ihre automatischen Eifersuchtsgedanken und Ihre Alternativgedanken eintragen.

### *Beispiel: Vorbeziehungen in der Partnerschaft*

Lassen Sie uns die kognitive Umstrukturierung noch etwas ausführlicher am Beispiel der Eifersucht bezogen auf Vorbeziehungen des Partners oder der Partnerin, der „retrospektiven Eifersucht“, veranschaulichen. Die Betroffenen hadern sehr damit, dass die andere Person auch schon in der Vergangenheit eine oder mehrere sexuelle Beziehungen hatte. Sie werden von sich aufdrängenden Vorstellungsbildern geplagt, wie diese Sex mit ihrem „Vorgänger“ oder ihrer „Vorgängerin“ hatte, und quälen sich mit der Frage, ob diese Sexualität vielleicht befriedigender war als die aktuelle Paarsexualität und ob sie daher zu ihrer vorigen Beziehung zurückgehen könnte. Im Grunde handelt es sich um eine Art „romantischen Perfektionismus“, d. h., die aktuelle Beziehung sollte so einzigartig sein, dass es idealerweise gar keine Vorbeziehungen gegeben haben sollte, so als ob der aktuelle Partner oder die aktuelle Partnerin durch die Tatsache einer Vorbeziehung „befleckt“ erscheint. In einem solchen Fall werden in der Therapie u. a. folgende Fragen gestellt:

Warum sollte die andere Person keinen befriedigenden Sex in der Vergangenheit gehabt haben? Erwarten Sie, dass man *ausschließlich* Sie attraktiv findet? Warum sollten Sie die einzige sexuell attraktive Person auf der Welt sein? Ist Ihr Partner oder Ihre Partnerin die einzige Person, die Sie jemals attraktiv fanden oder mit der Sie jemals guten Sex hatten? Wenn nicht, bedeutet dies, dass man auch Ihnen nicht trauen kann? Ist es bei über acht Milliarden Menschen realistisch, dass Sie der einzige Mensch sind, den Ihr Partner oder Ihre Partnerin attraktiv findet?

Falls es sich um einen männlichen Eifersüchtigen handelt: Wie oft sehen Sie Frauen, die Sie attraktiv finden? Wie oft haben Sie sich deshalb entschieden, Ihrer Partnerin untreu zu werden? Könnte man daraus nicht schließen, dass sexuelle Anziehung nicht zwingend zu Untreue führen muss? Sofern Sie schon Partnerinnen vor Ihrer jetzigen hatten und den Sex mit ihnen befriedigend fanden, bedeutet dies, dass Sie in der ständigen Versuchung leben, zu ihnen zurückzukehren?

Weiterhin wird man Ihnen erklären, dass es evolutionstheoretisch äußerst ungünstig gewesen wäre, wenn Menschen immer nur einzig und allein einen Mitmenschen des anderen Geschlechts begehrt hätten! Für die Fortpflanzung und damit für das Überleben der Menschheit war es vielmehr äußerst wichtig, möglichst viele andere Menschen begehrenswert zu finden! Da wir durch die Evolution geprägt sind, ist es völlig normal, dass wir alle mehr als einen Menschen sexuell attraktiv finden!

## *„Denkfehler"*

Die kognitive Umstrukturierung zielt außerdem darauf ab, ungünstige Grundüberzeugungen von zwanghaft Eifersüchtigen infrage zu stellen. Wenn wir ängstlich, ärgerlich oder traurig sind, fehlt uns häufig der Abstand zu diesen Grundüberzeugungen und wir tun so, als ob es sich bei ihnen um Fakten handelt. Hier zwei Beispiele, wie solche Überzeugungen uns beeinflussen: Wenn wir glauben, nicht liebenswert zu sein, liegt die Angst nahe, der Partner oder die Partnerin könnte jemand finden, der interessanter oder attraktiver ist. Wenn wir glauben, alleine nicht lebensfähig zu sein, liegt die Angst nahe, die andere Person zu verlieren.

Grundüberzeugungen können sich nicht nur auf uns selbst, sondern auch auf andere Menschen beziehen: Ein Beispiel wäre die Überzeugung, dass jegliche Kritik seitens der anderen Person bedeutet, dass die Beziehung bedroht ist. Jemand mit dieser Überzeugung würde glauben, dass die Beziehung nur stabil ist, wenn die andere Person *alles* an einem mag, und infolgedessen in Abhängigkeit von deren Verhalten zu einem stark schwankenden Selbstwertgefühl mit Ängsten vor Partnerverlust neigen.

Solche Grundüberzeugungen steuern unsere Wahrnehmung und Erinnerung, d. h., wir unterliegen einem „Bestätigungsbias". Bias meint Fehler: Wir neigen dazu, bevorzugt und einseitig solche Informationen wahrzunehmen und zu erinnern, die unsere bereits vorhandenen Grundüberzeugungen bestätigen. Diese Grundüberzeugungen sind sozusagen „Vorurteile über uns selbst und andere": Jemand, der sich z. B. selbst für nicht liebenswert hält, würde selektiv „Beweise" für dieses Vorurteil wahrnehmen und erinnern. Es bestünde die Gefahr, dass diese Person zugewandtes und wohlwollendes Verhalten anderer entweder gar nicht wahrnimmt oder bestenfalls als Ausnahme bewertet, die die Regel bestätigt (dass er/sie nicht liebenswert ist).

„Beliebt" ist bei eifersüchtigen Menschen auch das Vorurteil „Männer/Frauen sind nicht vertrauenswürdig". An diesem Beispiel lässt sich aufzeigen, dass wir uns zur Bestätigung solcher Grundüberzeugungen häufig auf Anekdoten verlassen: Das Vorurteil wird z. B. dadurch bestätigt, dass eine Frau erfährt, dass der Partner einer Freundin diese betrogen hat. Anekdoten sind Geschichten, wir kennen häufig die Akteure und Akteurinnen, die Geschichte ist persönlich relevant für uns, das macht ihre Überzeugungskraft aus. Natürlich taugt sie nicht wirklich zur Bestätigung des Vorurteils, sie ist ein Einzelfall, und bei einer größeren inneren Distanz zu ihrem Vorurteil würde dieselbe Frau wahrscheinlich mindestens genauso viele oder noch mehr Beispiele für Männer erinnern, die ihre Freundinnen nicht betrogen haben.

Der Bestätigungsbias passiert automatisch und ist uns in der Regel nicht bewusst. Um diesem „Denkfehler“ entgegenzuwirken, müssen Sie sich trainieren, ganz bewusst solche Informationen zu suchen, die Ihre Grundüberzeugungen entkräften: Gibt es vielleicht doch Hinweise darauf, dass Sie ein liebenswerter Mensch sind? Allein dadurch, dass Sie sich diese Frage stellen, könnten Sie sich vielleicht daran erinnern, dass Ihnen schon mehr als einmal andere Menschen signalisiert haben, dass sie Sie mögen und sympathisch finden. Gibt es vielleicht doch Hinweise darauf, dass Sie alleine lebensfähig sind? Stelle ich diese Frage in der Therapie, erfahre ich häufig, dass die betreffenden Patienten und Patientinnen tatsächlich vor ihrer aktuellen Partnerschaft Phasen im Leben hatten, während derer sie länger allein und selbstständig lebten und dabei auch nicht durchgängig unglücklich waren! Gibt es vielleicht doch Hinweise darauf, dass Ihr Partner Sie liebt, *obwohl* er nicht alles an Ihnen mag und Sie manchmal kritisiert? Kritisieren Sie ihn nicht auch manchmal und lieben ihn dennoch?

Neben diesem systematischen Hinterfragen unserer Grundüberzeugungen ist es hilfreich herauszuarbeiten, wie diese Vorurteile sich im Laufe unserer Lebensgeschichte entwickelt haben: War z. B. ein Elternteil nicht vertrauenswürdig und hat den Partner oder die Partnerin betrogen, kann sich leicht das Vorurteil herausbilden, dass Männer wie auch Frauen nicht vertrauenswürdig sind. Wurde Ihnen in Ihrer Herkunftsfamilie vermittelt, dass körperliche Attraktivität ausschlaggebend für die Beziehungsstabilität ist, wäre es nicht verwunderlich, wenn Sie Ihr Aussehen ständig mit dem potenzieller Rivalen oder Rivalinnen vergleichen und darauf bestehen, dass Ihr Partner oder Ihre Partnerin *ausschließlich* Sie attraktiv finden darf. Oder Sie könnten schlicht deswegen Verlustängste entwickeln, weil Sie älter werden und selbst jüngere Menschen als körperlich attraktiver einschätzen! Haben Ihre Eltern Ihnen wenig Aufmerksamkeit geschenkt, könnten Sie hieraus abgeleitet haben, dass Sie uninteressant sind und Ihr Partner oder Ihre Partnerin andere interessanter finden könnte. Sich mit den lebensgeschichtlichen Hintergründen Ihrer Grundüberzeugungen auseinanderzusetzen, wird Ihnen helfen, einen Schritt zurückzutreten, sie zu relativieren und sie nicht wie bisher automatisch als „wahre“ Fakten zu betrachten.

## 8.3 Die Kontrollillusion

Die tückischste Überzeugung eifersüchtiger Menschen nenne ich die „Illusion der Kontrolle“. Was ist damit gemeint? Das Eifersuchtsverhalten (die andere Person kontrollieren, sie in ihren Sozialkontakten und ihrer Bewegungsfreiheit beschränken, sie immer wieder um Rückversicherung bitten, dass sie einen noch liebt etc.) gibt ihnen das Gefühl, eine Beziehungsbedrohung abzuwehren. Dieses kurzfristige Gefühl der Beziehungskontrolle beruht allerdings auf einer Kontroll*illusion*. Was ist damit gemeint? Ein entscheidendes Element in Beziehungen ist der freie Wille der Partner und der Partnerinnen. Es ist eine Selbsttäuschung, sie „besitzen" zu können. Partner und Partnerinnen sind „frei Handelnde", zumindest was ihre emotionale Haltung angeht.

Dies lässt sich u. a. am „Folterbeispiel" verdeutlichen: Folter ist ja eine der extremsten Formen zwischenmenschlicher Einflussnahme, und doch kann auch der Folterer sein Opfer nicht zwingen, beispielsweise die Namen von Gesinnungsgenossen preiszugeben – das Opfer kann sich auch entscheiden, sich weiter foltern oder töten zu lassen. Dieses drastische Extrembeispiel veranschaulicht die tiefere Wahrheit des zunächst für Sie vielleicht seltsam klingenden und durchaus „schwer verdaulichen" Satzes: Niemand kann jemals eine andere Person dazu veranlassen, etwas zu tun. Dies gilt nicht nur für das Extrembeispiel Folter, sondern auch für sämtliche zwischenmenschliche Beziehungen. So können wir auch unsere Partner und Partnerinnen nicht dazu zwingen, die Partnerschaft aufrechtzuerhalten. Zwischenmenschliche Kontrolle ist schlicht unmöglich. Insbesondere ist auch eine Sicherung von Liebesbeziehungen durch kontrollierende Einflussnahme nicht möglich, d.h., man kann niemanden dazu veranlassen, einen zu lieben, obwohl dies durch bestimmte Texte von Popsongs nahegelegt wird ("What can I do to make you love me?", The Corrs). Die korrekte Antwort wäre hier: „Nothing." Scherzhaft hat dies Gregory Bateson, der Vater der systemischen Therapie, einmal so ausgedrückt: Ein Tritt gegen einen Stein führt zwar zu vorhersagbaren Ergebnissen, nicht aber ein Tritt gegen einen Hund. Sobald es also um „eigen-willige" Kreaturen geht, ist es mit der einseitigen Kontrolle nicht so weit her!

Damit müssen sich u. a. auch Psychotherapeuten und Psychotherapeutinnen in ihrem Beruf auseinandersetzen. Bei einem Tischler beispielsweise können Sie anhand der Qualität des Endprodukts seiner Arbeit (z. B. eines Tisches) erkennen, ob er ein guter Tischler ist. Deshalb besteht zwischen ihm und Ihnen als Kundschaft auch ein sogenannter Werkvertrag, in dem er für das Endergebnis „haftet". Zwischen einem Psychotherapeuten (oder auch einem Anwalt oder jedem Beruf, in dem es um Hilfestellungen für andere Menschen geht) und Ihnen hingegen besteht ein sogenannter Dienstvertrag, und zwar genau deshalb, weil er nicht für ein bestimmtes Endergebnis „haftbar gemacht" werden kann. Er ist darauf angewiesen, dass Sie als „Kundschaft" in der Therapie auch mitarbeiten (und manchmal tun, was er Ihnen rät!). Und wenn Sie als „eigen-williger" Mensch dies nicht tun, kann die Therapie auch dann ein Misserfolg werden, wenn er Ihnen seine Dienste völlig fachgerecht angeboten hat! Der Therapeut kann zwar zum Erfolg beitragen, ihn aber nie „einseitig kontrollieren".

Am Anfang meiner Arbeit mit eifersüchtigen Patienten und Patientinnen konnte ich kaum glauben, dass sie ihr kontrollierendes und den Partner oder die Partnerin einschränkendes Verhalten tatsächlich als nützlich und effektiv beurteilten, um eine Bedrohung der Beziehung abzuwehren, musste mich aber bei direkter Nachfrage häufig vom Gegenteil überzeugen lassen. Viele Betroffene „gaben" spontan „zu", dass sie diese Verhaltensweisen *auch* einsetzten, weil sie diese für erfolgversprechend hielten.

Bei näherer Betrachtung erscheint Eifersuchtsverhalten zur Sicherung einer Liebesbeziehung dem abergläubischen Verhalten und magischen Denken bei Zwangsstörungen zu ähneln. So dienen Zwangshandlungen (z. B. zwanghaftes Händewaschen) laut dem amerikanischen Diagnosesystem DSM-5 dazu, gefürchteten Ereignissen oder Situationen vorzubeugen (z. B. einer Ansteckung mit Aids), sie stehen jedoch in keinem realistischen Bezug zu dem, was sie zu verhindern versuchen (z. B. weil man Aids nicht bekommt, wenn man einem homosexuellen Menschen die Hand geschüttelt hat). Übertragen auf Eifersuchtsverhalten würde dies bedeuten, es dient ebenfalls dazu, gefürchteten Ereignissen oder Situationen vorzubeugen (z. B. Untreue oder Trennung), steht aber ebenfalls in keinem realistischen Bezug zu dem, was es zu verhindern versucht, d. h., es ist gar nicht zu diesem Zweck *geeignet*. Sie verfallen also dem irrationalen Glauben daran, dass Gedanken, Worte oder Handlungen ein bestimmtes Ereignis hervorrufen oder verhindern können, ohne dabei reale Kausalzusammenhänge zu berücksichtigen – das wäre genau die Definition von magischem Denken, welches zu abergläubischem Verhalten führt, d. h., die Person sieht kausale Beziehungen zwischen bestimmten Verhaltensweisen und bestimmten Verhaltensfolgen, die „in Wirklichkeit" nicht vorhanden sind. Erinnern Sie sich an die Makassar, die überzeugt sind, die Zuneigung der anderen Person könne durch Einsatz magischer Mittel zurückgewonnen werden? Das können wir leicht als „naiv" beschmunzeln und als magisches Denken erkennen! Viel leichter als die Überzeugung, Eifersuchtsverhalten könne eine Liebesbeziehung sichern. Und dennoch ist auch diese Überzeugung irrational.

Wie kann ich Ihnen nun helfen, diese Überzeugung als Kontrollillusion zu entlarven? Dazu bieten sich zwei Wege an. Der eine Weg besteht darin, mit Ihnen gemeinsam die lebensgeschichtlichen Hintergründe dafür zu erarbeiten, warum zwischenmenschliche Unkontrollierbarkeit gerade für Sie so schwer auszuhalten ist, dass Sie sich lieber über sie hinwegtäuschen. Dazu kommen wir noch ausführlich. Der andere Weg beinhaltet die Auseinandersetzung mit den Konsequenzen des Kontrollverhaltens.

## 8.4 Konsequenzen des Kontrollverhaltens

Hierzu bleiben wir erst einmal in der Gegenwart und schauen uns zunächst die Effekte Ihres Kontrollverhaltens an.

Beginnen wir mit scheinbar gelingender Kontrolle: Sie hat dummerweise den Negativeffekt, dass Sie selbst früher oder später den „Erfolg“ Ihrer Kontrollbemühungen *selbstwertschädlich* beurteilen werden. Sie dürften nämlich zu der Schlussfolgerung kommen, dass Ihr Partner oder Ihre Partnerin nur bleibt, *weil* Sie kontrollieren, und nicht „freiwillig“. Eigentlich wünschen Sie sich jedoch, dass jemand sich *aus freien Stücken* für Sie entscheidet, weil man Sie liebt. Was Sie sicherlich nicht wollen, ist eine stabile, aber unglückliche Beziehung, in der Ihr Partner oder Ihre Partnerin ganz andere Motive als Liebe hat, sich exzessives Kontrolliertwerden und Einengung eigener Freiheit gefallen zu lassen und auszuharren. So bleiben manche Partner und Partnerinnen, weil ihnen die Eifersucht fortdauernd bestätigt, wie wichtig sie für zwanghaft Eifersüchtige sind. Andere bleiben aus Angst, Eifersüchtige könnten im Fall eines Trennungsentschlusses aggressiv ausrasten, Gewalt anwenden oder im Extremfall sich selbst oder sie umbringen. Oder „eine Hand wäscht die andere“: So ist bekannt, dass nicht selten agoraphobische Frauen (also Frauen, die aufgrund von Ängsten z. B. allein das Haus nicht verlassen können) sich mit eifersüchtigen Männern zusammentun (die sie überall hin begleiten, um sie so zu kontrollieren). Auf diese Weise haben beide etwas davon: Die agoraphobische Frau kann angstbesetzten Situationen aus dem Weg gehen, indem sie sich ständig durch den eifersüchtigen Partner „eskortieren“ lässt, und er braucht nicht eifersüchtig zu werden, da seine Partnerin ja nie alleine unterwegs ist.

All diese Motive sind natürlich etwas anderes als Liebe.

Selbstverständlich kann das Kontrollverhalten auch scheitern, d.h., jemand kann sich in einer Partnerschaft trennen. Dies ist der häufigste Anlass, der Eifersüchtige dazu bewegt, eine Psychotherapie zu beginnen: Manchmal zum ersten Mal, nicht selten aber zum „x-ten“ Mal hat sich ein Partner oder eine Partnerin *wegen* des Eifersuchtsverhaltens getrennt, und die Eifersüchtigen sind darüber in eine Depression gerutscht. Und dies nach mehrfachen solchen Trennungen nicht allein deshalb, weil sie einen ihnen wichtigen Menschen verloren haben, sondern auch, weil sie inzwischen spüren und wissen, dass es ihnen in der nächsten Beziehung ebenso ergehen könnte, wenn sie an ihrem Beziehungsverhalten nicht etwas grundsätzlich ändern.

Im Grunde kommt es letztlich darauf an, ob die betroffenen Menschen *verstehen und akzeptieren*, dass Liebe ein Geschenk ist. Daraus ergibt sich nämlich folgerichtig, dass Sie Ihren Partner oder Ihre Partnerin gar nicht wirklich kontrollieren *können*, aber – noch viel wichtiger – auch nicht zu kontrollieren *brauchen*. Letztlich wird die andere Person entscheiden, ob sie Ihnen weiterhin ihre Liebe schenkt, genauso wie Sie umgekehrt entscheiden werden, ob Sie weiterhin aus Liebe bei ihr bleiben. Und genau dies, dass Liebe ein Geschenk ist und nichts, was Sie sich erarbeiten oder durch Kontrollmaßnahmen sichern können, macht sie ja so wertvoll – dass sie „aus freien Stücken“ gegeben wird.

Vielleicht kommen Ihnen diese Überlegungen zunächst eher abstrakt oder „verkopft“ vor, und vielleicht sträuben Sie sich innerlich auch stark dagegen, verständlicherweise, denn die Botschaft der Unkontrollierbarkeit von Liebesbeziehungen ist erst einmal ziemlich „schwer verdaulich“!

## 8.5 Lebensgeschichtliche Hintergründe der Kontrollillusion

Kommen wir daher nun zu der sehr wichtigen Frage, warum zwischenmenschliche Unkontrollierbarkeit *gerade für Sie* so schwer auszuhalten ist, dass Sie sich bisher lieber über sie hinweggetäuscht haben und, insbesondere in Ihrem Eifersuchtsverhalten, eine „Kontrollillusion“ aufrechterhalten haben. Die Antwort geht nach meinen therapeutischen Erfahrungen stets in die Richtung, dass Sie in Ihrer bisherigen Lebensgeschichte, vor allem in Ihrer Kindheit, nicht genügend „bedingungslose“ und verlässliche Zuwendung im Sinne von „Liebe als Geschenk“ bekommen haben.

So können Verlusterfahrungen in der Kindheit (z. B. Verlust eines Elternteils durch Tod oder Trennung) oder auch nur starke Ängste vor Verlust (wenn etwa die Eltern viel gestritten und dabei mit Trennung oder Selbstmord gedroht haben), aber auch Unberechenbarkeit eines Elternteils (z. B. weil dieser aufgrund von Alkohol- oder Drogenabhängigkeit oder Depressionen phasenweise emotional „abwesend“ war) zu der Überzeugung führen, dass Beziehungen nicht verlässlich und ständig bedroht sind. In der Kindheit sind die Eltern überlebenswichtig, und so ist es nicht verwunderlich, dass Trennungsängste im Kindesalter sehr intensiv und kindliche Trennungserfahrungen mit starken Hilflosigkeitsgefühlen verbunden sein können.

Diese noch aus der Kindheit stammenden Gefühle werden bei eifersüchtigen Menschen schnell reaktiviert und motivieren z.B. anklammerndes, besitzergreifendes und argwöhnisches Verhalten.

Ein weiterer, wichtiger Faktor sind elterliche Abwertungen. Damit ist nicht elterliche Kritik an einzelnen Verhaltensweisen des Kindes gemeint, die sicherlich im Rahmen der Erziehung auch notwendig ist. Für das spätere Selbstwertgefühl eines Menschen schädlich sind vielmehr pauschale, oft auch in emotional sehr „wuchtiger" und extremer Form formulierte Abwertungen der Gesamtpersönlichkeit des Kindes als faul, dumm, hässlich, nichtsnutzig, feige, unfähig, Versager etc. Werden solche Botschaften verinnerlicht und somit Teil des eigenen Selbstbildes, hält man sich selbst nicht für liebenswert, und Zweifel daran, ob man für die andere Person genügend attraktiv ist, sind dann sehr naheliegend und ein idealer Nährboden für die Eifersucht. Tragischerweise können Menschen mit niedrigem Selbstwertgefühl, da sie sich selbst nicht für liebenswert halten, oft gar nicht richtig glauben, dass der Partner oder die Partnerin sie liebt – es widerspricht ja ihrer Einschätzung der eigenen Person! Häufig sind drastische elterliche Negativbewertungen verknüpft mit Vergleichen („Du solltest dir mal ein Beispiel nehmen an X, der ist nicht so faul wie du!") – kein Wunder, dass auch irrational eifersüchtige Menschen sich häufig vergleichen mit phantasierten Rivalen und Rivalinnen, die in allen möglichen Bereichen besser sind als sie.

Tückisch sind auch elterliche Botschaften, die Zuwendung an Bedingungen knüpfen („Wenn du nicht brav bist, hab ich dich nicht mehr lieb!"). Durch diese Drohung mit Liebesentzug lernt das Kind, dass es sich Zuwendung „verdienen" oder „erarbeiten" muss, indem es sich an die elterlichen Erwartungen anpasst. Hierin liegt eine wichtige Wurzel der späteren Kontrollillusion: Man konnte ja tatsächlich durch ein bestimmtes Verhalten in der Beziehung zu den Eltern etwas erreichen. Die Sache hatte nur einen Haken: Man bekam zwar etwas, z. B. Lob dafür, brav gewesen zu sein, also ein bestimmtes Verhalten gezeigt zu haben. Aber man konnte auch ebenso schnell wieder „in Ungnade fallen", wenn man elterliche Regeln nicht befolgte. Die „bedingte" Zuwendung der Eltern galt also nicht der Gesamtperson des Kindes unabhängig davon, was es gerade tat oder nicht tat, sondern nur dem gehorsamen, angepassten Kind. Diese Form von Zuwendung war weit weg von „Liebe als Geschenk", es war eine Belohnung, die man sich „verdient" hatte. Auch diese Konstellation nährt natürlich Zweifel daran, wirklich als Gesamtperson liebenswert zu sein.

Die gleiche Schlussfolgerung, nicht liebenswert zu sein, können Kinder auch dann ziehen, wenn die Eltern wenig Liebe in Form von körperlicher Zuwendung, Zärtlichkeit und emotionaler Wärme gezeigt haben. Wer als Kind wenig körperliche Nähe und Berührungen im Rahmen einer von emotionaler Wärme geprägten Beziehung erlebt, wird ebenfalls als Erwachsener Zweifel daran haben, liebenswert zu sein. Solche Kinder waren vielleicht finanziell und generell materiell gut versorgt, man hatte ihnen eine gute Schulbildung angedeihen lassen etc., aber die Eltern konnten, z. B. aufgrund eigener emotionaler Ausdruckshemmungen, wenig zärtliche Zuwendung geben.

Schließlich können auch negative außerfamiliäre Erfahrungen, z. B. durch Gehänselt-, Verspottetwerden oder Mobbing im Kindes- und Jugendalter in eine demütigende Außenseiterposition zu geraten, wie auch (außer- oder innerfamiliäre) Gewalt- oder sexuelle Missbrauchserfahrungen das Selbstwertgefühl gravierend beeinträchtigen. Wer sich als Kind oder junger Mensch wertlos gefühlt hat, weil man von Gleichaltrigen verachtet und abgelehnt wurde und nicht dazugehören durfte oder weil man von Erwachsenen als Sexualobjekt benutzt wurde, kann sich im Erwachsenenalter nur schwer als liebenswert empfinden. Dies wird wiederum Zweifel daran nähren, ob der Partner oder die Partnerin einen wirklich liebt, und in der Folge womöglich eifersüchtiges Misstrauen der anderen Person gegenüber hervorrufen.

Sie sehen, das Festhalten an der Kontrollillusion kann sehr unterschiedliche lebensgeschichtliche Hintergründe haben. Oft ist die Entscheidung, diese Kontrollillusion „loszulassen" und innerlich wirklich zu akzeptieren, dass Liebe ein Geschenk ist, erst möglich, wenn man sich intensiv in einer Psychotherapie mit diesem biografischen „Nährboden" der übertriebenen Eifersucht auseinandergesetzt hat.

Aus der Unterschiedlichkeit dieses biografischen Nährbodens ergibt sich zwingend, dass bei seiner psychotherapeutischen Bearbeitung sehr *individualisiert* vorgegangen werden muss, d. h. je nach Lebensgeschichte spezifisch anders, wobei eine umfassende Darstellung der entsprechenden Vorgehensweisen den Rahmen dieses Ratgebers sprengen würde. So erfordert z. B. die Behandlung von Selbstwertzweifeln aufgrund einer Traumatisierung (wie sexueller Missbrauch) andere Interventionen als Zweifel an der Beständigkeit und Verlässlichkeit von Paarbeziehungen aufgrund von tief verwurzelten Verlustängsten, die durch ständige Trennungs- oder Selbstmorddrohungen im Elternhaus entstanden sind.

### *Fallbeispiel Herr B.*

Das folgende Fallbeispiel veranschaulicht, wie die Lebensgeschichte die Ausprägung eifersüchtiger Reaktionen prägt: Herr B., 37 Jahre alt, kam zu mir, nachdem sich „wieder einmal" eine Frau von ihm getrennt hatte – wegen seiner übertriebenen Eifersucht. Sein Vater, ein dominanter Perfektionist, habe ihn immer sehr harsch kritisiert, unter starken Leistungsdruck gesetzt, ständig mit anderen Kindern verglichen, die schulisch bessere Leistungen gezeigt hätten, und ihn dann, wenn er seinen Ansprüchen nicht genügt habe, oft stundenlang „fertiggemacht" und als Versager beschimpft. Seine harmonisierende Mutter habe der Vater äußerst schäbig behandelt, sehr oft angeschrien, sie habe oft geweint, aber ihr Leid ertragen, um die Ehe nicht zu gefährden. Ganz ähnlich wie seine Mutter habe er versucht, immer „brav und lieb" zu sein, um Ärger mit seinem Vater aus dem Weg zu gehen, aber auch in der – manchmal, doch eher selten erfüllten – Hoffnung, dass dieser dann mit ihm zufrieden sei und ihn lobe. Die Beschimpfungen des Vaters hätten sich in sein „Hirn eingebrannt", sodass er heute massive Selbstwertprobleme habe, nicht viel von sich halte, sich selbst ständig mit anderen vergleiche, die im Leben mehr erreicht hätten als er. Wenn er dann einmal eine Beziehung habe, fange er sehr schnell an zu „klammern" aus Angst, diese wieder zu verlieren. Auch an die Erwartungen der Partnerin, die sich gerade von ihm getrennt hatte, habe er sich sehr stark angepasst, sich geradezu unterwürfig verhalten und versucht, auf keinen Fall aggressiv zu sein, wie es sein Vater seiner Mutter gegenüber gewesen sei. Wenn sie im Kontakt mit männlichen Bekannten, z. B. bei Festen, zu diesen freundlich gewesen sei, habe er mit extremen Eifersuchtsgefühlen, selbstabwertenden Vergleichen

(„der könnte sie bestimmt besser befriedigen“), starker körperlicher Anspannung, Unruhe, Schweißausbrüchen und „Klammern“ reagiert. Das umfasste beispielsweise: Beteuerung seiner Liebe, Versuche, ihr alles recht zu machen, sich „für sie zu verbiegen“, Drängen auf Einschränkungen ihrer Außenkontakte, Forderung, immer zu wissen, wo sie sich befindet, Kontrollen von Facebook-Kontakten, ihr mit dem Auto nachfahren, drängende Befragung, was sie wann gemacht habe, sowie Einfordern von Rückversicherungen, dass keine Untreue erfolgt war. Seine Überanpassung an die Partnerin habe kurzfristig zu dem Gefühl geführt, er könne durch Konfliktvermeidung eine Bedrohung der Beziehung abwenden, und so seine Verlustängste reduziert. Gleichzeitig habe er sich wegen seines Kontrollverhaltens und der „Klammerei“ geschämt, was sein negatives Selbstbild noch verstärkte und depressive Verstimmungen zur Folge hatte. Seine Partnerin habe sich stark eingeengt gefühlt („Das ist ja wie im Gefängnis!“) und ihn aufgrund seiner Überanpassung als Mann zunehmend unattraktiver gefunden. Beide Punkte habe sie als Hauptgründe für die Trennung angeführt.

Durch die Therapie wurde Herrn B. klar, dass er der Partnerin gegenüber in ein „altes Muster“ verfallen war, das auch seine Beziehung zum Vater geprägt hatte – sich zur Konfliktvermeidung „brav“ und unterwürfig anzupassen, d. h., er hatte verinnerlicht, dass Zuwendung an die Bedingung geknüpft ist, Erwartungen (z. B. an Schulleistungen oder Bravsein) zu erfüllen. Dies hatte seinen Glauben an die Möglichkeit genährt, Beziehungen zu kontrollieren: Er konnte ja, indem er „brav“ war und keinen Anlass für Kritik und damit Bestrafung bot, seinen Vater quasi „strategisch steuern“. Gleichzeitig wurde ihm schmerzlich bewusst, dass die seltenen Episoden des Gelobtwerdens durch den Vater nichts damit zu tun hatten, dass der Vater ihm als Gesamtperson „Liebe schenkte“, sondern nur situative Belohnung für Wohlverhalten darstellten: Er hatte sich von ihm „nie wirklich geliebt“ gefühlt, was den Grundstein für seine Selbstwertprobleme legte. Und so, wie der Vater ihn immer wieder im Vergleich zu anderen Kindern „schlecht aussehen“ ließ, stellte er auch selbst fortlaufend selbstabwertende Vergleiche mit anderen Männern an. Die Kontrollillusion bestimmte auch sein Verhalten der Partnerin gegenüber: Herr B. gab offen zu, dass er bis zur Trennung fest daran geglaubt hatte, sein Kontrollverhalten und seine Anpassungsbemühungen seien *geeignet*, den Fortbestand der Beziehung zu sichern.

Genau das Gegenteil war der Fall.

Befinden sich Eifersüchtige in einer Partnerschaft, profitieren auch ihre Partner und Partnerinnen von einem Verständnis des lebensgeschichtlichen Hintergrunds des eifersüchtigen Kontrollverhaltens, sodass es nützlich ist, diesen in ihrer Anwesenheit im Paargespräch herauszuarbeiten oder zumindest Eifersüchtige zu ermutigen, ihn transparent zu machen. Partner und Partnerinnen werden, wenn sie z. B. die Verletzlichkeit Eifersüchtiger wegen ihrer Verlustängste besser verstehen, in der Regel eher zu einem kooperativen Therapieschritt bereit sein, den ich „vertrauensbildende Maßnahmen“ nenne: Dieser könnte z. B. darin bestehen, bei einer Expositionsübung (siehe Kap. 8.9) erstmals wieder gemeinsam eine Party oder ein Fest zu besuchen, hierbei aber in zuvor vereinbarten Zeitintervallen immer wieder Blick- und Körperkontakt mit dem Partner oder der Partnerin herzustellen, um Rückhalt zu erleben, ohne an der anderen Person zu „kleben“.

Immer wieder bin ich überrascht darüber, wie häufig es vorkommt, dass Partner und Partnerinnen viel zu wenig darüber wissen, wie der andere Mensch aufgewachsen ist und was diesen geprägt hat. Und andererseits erfreut darüber, wie heilsam es sich auswirken kann, wenn Partner und Partnerinnen eines irrational eifersüchtigen Menschen auf einer tieferen Ebene verstehen, welche lebensgeschichtlichen Erfahrungen den Nährboden der Eifersucht bilden. Insbesondere dann, wenn es ihnen dadurch gelingt, sich aus ihrer „defensiven" Position („Ich habe doch nichts Falsches getan!", „Du solltest mir einfach vertrauen!") zu lösen und die eifersüchtige Person emotional zu unterstützen. Die irrationale Eifersucht wird letztlich dadurch zu einem Problem, an dem man gemeinsam konstruktiv arbeiten kann, um die Beziehung, die ja häufig weiterhin viele positive Aspekte aufweist, zu schützen und zu erhalten.

## 8.6 Selbstwertprobleme und exzessive Eifersucht

Das Beispiel von Herrn B. veranschaulicht die Rolle von Selbstwertproblemen in relativ vielen, aber beileibe nicht allen Fällen exzessiver Eifersucht. Zweifel daran, liebenswert zu sein, bilden einen idealen Nährboden für Eifersucht, denn warum sollte der Partner oder die Partnerin Sie und die Beziehung wirklich wollen, wenn Sie sich nicht einmal selbst mögen? Was können Sie also tun, um Ihr Selbstwertgefühl zu verbessern?

Zunächst einmal sollten Sie sich klarmachen, dass es ein Fehler wäre, Ihr Selbstwertgefühl ausschließlich darauf zu stützen, dass die andere Person bei Ihnen bleibt. Was würden Sie Freunden oder Freundinnen sagen, die, nachdem sie vom Partner oder von der Partnerin verlassen wurden, äußern würden: „Dass X sich von mir getrennt hat, beweist, dass ich wertlos bin."? Tut es natürlich nicht, und Sie würden dem Freund oder der Freundin versichern, dass sie trotzdem wertvolle Menschen sind. Irgendwie wissen Sie nämlich auch, dass es partnerunabhängige Grundlagen eines positiven Selbstwerts gibt. Sonst würde es ja auch keine Singles mit gutem Selbstwertgefühl geben! Und genauso wissen Sie, dass es viele Gründe für Trennungen gibt, die mit dem Selbstwert der Person, die verlassen wurde, gar nichts zu tun haben. Und: Wenn Sie verstanden haben, dass es eine Kontrollillusion wäre anzunehmen, man könnte eine Liebesbeziehung durch Kontrolle schützen, ist Ihnen auch klar, dass es äußerst ungünstig wäre, Ihr Selbstwertgefühl auf etwas zu stützen, was Sie in keiner Weise kontrollieren können!

Wenn es also fatal ist, den eigenen Selbstwert nur über die Paarbeziehung zu definieren, stellt sich die Frage nach grundlegenden, partnerunabhängigen „Säulen des Selbstwertgefühls" und wie man sie stärkt. Antworten hierauf finden Sie in den Selbsthilfebüchern von Friederike Potreck-Rose (einfach googeln!, zwei Lesetipps finden Sie auch am Ende des Buches), die ich Ihnen wärmstens ans Herz lege. Hier nur ein paar Hinweise, was Sie zur Stärkung der wesentlichen „Vier Säulen des Selbstwerts" tun können:

### *Säule 1: Selbstakzeptanz (positive Einstellung zu sich selbst)*

Stellen Sie sich eine Liste von positiven Eigenschaften zusammen, die Sie trotz Ihrer Eifersuchtsprobleme haben: Sind Sie z. B. vertrauenswürdig? Hilfsbereit? Ehrlich? Zuverlässig? Treu? Anständig? Integer? Humorvoll? Kulturell und intellektuell interessiert? Politisch engagiert? Sozial engagiert? Ehrenamtlich engagiert? An positiven Werten orientiert?

Das ist natürlich keine erschöpfende Liste, es sollen nur erste Hinweise sein. Und wenn Ihnen nichts Positives mehr einfällt, fragen Sie Ihre Freunde und Freundinnen, was diese Ihnen für positive Eigenschaften zuschreiben!

Ein Feind der Selbstakzeptanz ist der Perfektionismus. Wenn Sie nämlich von sich Perfektion in jeder Hinsicht erwarten, dürfen Sie sich natürlich *nie* auch einmal selbst „auf die Schulter klopfen“! Denn wie alle Menschen sind eben auch Sie nicht perfekt und haben Ihre Ecken und Kanten, Ihre Stärken und Schwächen. Ein prominenter US-amerikanischer Psychotherapeut, Robert Leahy, fasst das humorvoll überzeichnend in dem Spruch zusammen: “I‘m not o.k., you‘re not o.k., and that‘s o.k.!” Den zweiten Teil dieses Spruchs, es *bei anderen* in Ordnung zu finden, dass sie nicht perfekt sind, können Sie wahrscheinlich mit Leichtigkeit beherzigen, denn von Ihren Freunden und Freundinnen werden Sie wohl kaum Perfektion erwarten. Diese werden Sie mögen und lieben *mit* ihren Unvollkommenheiten und kleinen „Macken“. Schwieriger wird es werden, sich mit dem ersten Teil anzufreunden und genauso milde mit sich selbst umzugehen. Dazu brauchen Sie nämlich, quasi als Gegenmittel zum unbarmherzigen, rigiden Perfektionismus, eine kräftige „Dosis“ *Selbstmitgefühl*. Was ist damit gemeint? Nicht etwa, sich in Selbstmitleid zu suhlen! Sondern lediglich im Rückblick auf Ihr bisheriges Leben anzuerkennen und zu würdigen, dass Sie es, wenn Sie Ihre Lebensgeschichte betrachten, nicht immer leicht hatten und vielfach die Erfahrung unbedingter Zuwendung und Liebe *als Geschenk* entbehren mussten, weshalb Sie bislang nicht ohne die Kontrollillusion ausgekommen und schließlich in der Falle der exzessiven Eifersucht „gelandet“ sind. Und gleichzeitig auch anzuerkennen und zu würdigen, dass Sie *trotz allem* Ihre positiven Seiten und Kraftquellen entwickelt haben!

## *Säule 2: Selbstvertrauen (positive Einstellung zu eigenen Fähigkeiten und Leistungen)*

Stellen Sie sich auch hierzu eine Liste zusammen: Sind Sie lebenspraktisch, tüchtig und selbstständig? Können Sie Ihren eigenen Lebensunterhalt bestreiten? Haben Sie vielleicht sogar Freude an Ihrer Berufstätigkeit und/oder Erfolg dabei? Gibt es etwas, was Sie besonders gut können: Sind Sie z. B. handwerklich geschickt, können Sie gut zuhören und Ihre Freunde und Freundinnen beraten, sind Sie sportlich, haben Sie kreative Talente (Singen, Musizieren, Malen etc.)?

Wenn Sie Ihre Liste fertiggestellt haben, holen Sie zusätzlich Rückmeldungen Ihrer Freunde und Freundinnen ein! Es kann gut sein, dass Sie etwas Wichtiges „vergessen" haben oder sich wundern, was andere noch an Fähigkeiten und Leistungen bei Ihnen sehen!

## *Säule 3: Soziale Kompetenz (Erleben von Kontaktfähigkeit)*

Schätzen Sie sich auch diesbezüglich zunächst einmal selbst ein: Kommen Sie mit Menschen gut zurecht? Haben Sie Freunde und Freundinnen? Sind Sie in der Lage, sich Unterstützung bei anderen zu holen? Können Sie sich behaupten, wenn es darum geht, in Beziehungen auch einmal Ihre Bedürfnisse zur Geltung zu bringen? Können Sie andererseits auch „diplomatisch" sein? Auch hier bitte Rückmeldungen von

Freunden und Freundinnen nicht außer Acht lassen! Viele Menschen mit Selbstwertproblemen unterschätzen sich nämlich.

### *Säule 4: Soziales Netz (Eingebundensein in positive soziale Beziehungen)*

Haben Sie einen Freundeskreis oder eine Reihe von Einzelfreundschaften? Dabei kommt es nicht auf die Menge an, sondern auf die Qualität der Beziehungen! Fühlen Sie sich mit diesen Menschen wohl? Können Sie in diesen Beziehungen auch eine positive Zugehörigkeit erleben? Auch bei dieser Säule ist die zusätzliche Rückmeldung Ihrer Freunde und Freundinnen wichtig.

Da Sie längst daran gewöhnt sind, sich selbst durch die „Brille" ständiger Selbstabwertung zu betrachten, ist es wichtig, sich Ihre „Positivliste" für alle vier Säulen mindestens einmal am Tag durchzulesen und sich dadurch zu vergegenwärtigen, dass diese Brille Ihnen ein in die negative Richtung verzerrtes Bild von sich selbst liefert!

Und wenn Sie, selbstkritisch, wie Sie wahrscheinlich sind, bemerken sollten, dass bei allen vier Säulen noch „Luft nach oben" ist, so sollte Ihnen das Ansporn sein, sich in diesen *partnerunabhängigen* Selbstwertaspekten weiterzuentwickeln und die bereits vorhandenen positiven Ansätze auszubauen. Gönnen Sie sich also einen wohlwollenden Blick auf sich selbst, so wie ein guter Freund oder eine gute Freundin auf Sie blicken würde, statt mit der „Perfektionismuskeule" auf sich einzuschlagen!

Ein gutes, *partnerunabhängiges* Selbstwertgefühl gibt Ihnen das Vertrauen, dass Sie auch unabhängig vom Partner oder von der Partnerin ein liebenswerter Mensch sind und eine Trennung *überleben* und nach einiger Zeit auch bewältigen könnten, so schlimm und belastend diese für Sie auch wäre. Es macht es Ihnen leichter, auf Kontrolle zu verzichten und die Ihnen vom Partner oder von der Partnerin *geschenkte* Liebe auch anzunehmen – im Bewusstsein, dass man Ihnen diese Liebe *aus freien Stücken* gibt. Und es wird Ihnen helfen, der unangenehmen Wahrheit ins Auge zu blicken, dass Sie aufgrund der Willensfreiheit Ihres Partners oder Ihrer Partnerin nie die 100%ige Gewissheit haben werden und dass dies auf immer so bleiben wird.

Eine letzte Bemerkung zum Selbstwertthema: Vielfach ist in Ratgebern zu lesen, dass Selbstwertprobleme die einzige oder zumindest eine hinreichende Voraussetzung für die Entwicklung exzessiver Eifersucht darstellen. Dieser Meinung bin ich nicht. Wieso gäbe es sonst auch viele Menschen mit gravierenden Selbstwertproblemen, die nicht exzessiv eifersüchtig sind? Aus meiner Sicht muss zu den Selbstwertproblemen hinzukommen, dass jemand *irrtümlich glaubt*, Kontrolle sei *ein geeignetes Mittel*, um die Paarbeziehung zu schützen und Verlassenwerden zu vermeiden, und damit in die Falle der Kontrollillusion geht.

## 8.7 Die Tücken und Sackgassen eifersüchtiger Denkprozesse

Auf der gedanklichen Ebene kann man kürzere, sich unwillentlich aufdrängende eifersuchtsbezogene Gedanken und Bilder („Hat meine Frau gerade im Büro Sex mit ihrem Chef?"), die das quälende Gefühl der Eifersucht auslösen und verstärken, von der länger dauernden Beschäftigung mit eifersuchtsbezogenen Sorgen und Grübeleien unterscheiden, die bereits Bewältigungsversuche von Eifersuchtsgefühlen darstellen.

Zunächst werden Sie versuchen, die einschießenden, quälenden Bilder und Gedanken zu unterdrücken oder sich schnell von ihnen abzulenken. Klappt leider nicht: Der Versuch, sie zu unterdrücken, führt im Gegenteil regelmäßig dazu, dass sich ihre Häufigkeit erhöht! Die Neurobiologie begründet dies – vereinfacht gesagt – damit, dass unser Gehirn „nicht subtrahieren kann“: Der Befehl „Denke nicht an X“ enthält leider Gottes schon das X, um dessen Vermeidung es ja gehen soll. Vermeidung gelingt schon bei neutralen Inhalten nicht: Versuchen Sie einmal, fünf Minuten nicht an einen Elefanten zu denken!

Da die quälenden Gedanken sogar häufiger werden und sich nicht verscheuchen lassen, beginnt jetzt Ihr – letztlich vergeblicher und wenig zielführender – Versuch, das Problem gedanklich zu lösen: Es setzen auf den Gedankeninhalt bezogene Sorgen und Grübeleien ein („Hat sie nicht schon öfter positive Bemerkungen über ihren Chef gemacht? Von ihm geschwärmt? Er hat sie ja beim Betriebsfest verdächtig freundlich begrüßt! Andererseits ist er ja doch um einiges älter als sie. Wenn sie nach Überstunden nach Hause kam, war sie allerdings meist eher missgelaunt. Aber vielleicht hat sie nur so getan als ob, um ihre Affäre zu kaschieren?“). Dieses „Brüten“ über dem Problem ist auch nicht angenehm, Sie bleiben in Zweifeln hängen und kommen nie zu einem abschließenden Urteil. Bei näherer Betrachtung hat dennoch dieser gedankliche Bewältigungsversuch von überwältigend und kaum aushaltbar erlebter Eifersuchts*gefühle* einen kurzfristig positiven Effekt. Er wird nämlich dadurch aufrechterhalten, dass der Wechsel von der emotionalen auf die gedankliche Ebene diese schmerzlichen Gefühle kurzfristig etwas dämpft, allerdings ohne sie wirklich dauerhaft zu reduzieren: Ihre gedanklichen Aktivitäten geben Ihnen kurzfristig sozusagen das Gefühl, zumindest „etwas zu tun“ gegen die Eifersucht, sie fühlen sich ihr dadurch etwas weniger ausgeliefert. Somit erfüllen sie eine ähnliche Funktion wie die vielen Varianten des Eifersuchts*verhaltens*, die ich bereits im Abschnitt Verhaltensanalyse zusammengefasst habe (Kontrollen, Rückversicherung verlangen, Vermeiden eifersuchtsprovozierender Situationen durch Einschränkung des Aktionsradius des Partners oder der Partnerin etc., siehe Kap. 8.1): Sie führen zu kurzfristiger Erleichterung, was sie tückischerweise aufrechterhält, ohne Sie wirklich weiterzubringen.

Sorgen beziehen sich immer auf die Zukunft, und was zukünftig passieren wird, ist stets *ungewiss*. Sich Sorgen zu machen, hat häufig damit zu tun, dass wir Ungewissheit nicht akzeptieren oder sogar der Überzeugung sind, dass es *möglich* ist, Gewissheit zu erlangen. Aus der Eifersuchtsfalle kommen Sie aber, auch wenn das für Sie jetzt sehr hart klingen mag, nur heraus, wenn Sie mehr *Ungewissheitstoleranz* entwickeln, denn Sie werden *niemals 100%ig sicher sein können, dass Sie nicht betrogen oder verlassen werden oder dies in Zukunft geschieht!* Auch dann nicht, wenn Ihre Beziehung insgesamt glücklich ist und schon lange Jahre Bestand hat. Um der Eifersuchtsfalle zu entkommen, müssen Sie diese Ungewissheit *radikal akzeptieren*.

An dieser Stelle fragen Sie sich zurecht, wie Sie diese radikale Akzeptanz „erlernen“ können. In einem ersten Schritt hilft es, sich zu fragen: Welches sind die Vor- und Nachteile meiner derzeitigen Grundhaltung (z. B. „Ich brauche unbedingt die absolute Gewissheit, dass mir mein Partner treu ist!“)?

*Vorteil:* Dadurch, dass ich mich immer wieder vergewissere, dass die andere Person „mir nicht fremdgeht", z. B. indem ich entsprechende Kontrollen (von Facebook, Mails etc.) durchführe und von ihr immer wieder die Rückversicherung einfordere, dass sie mich noch liebt, erfahre ich zumindest eine kurzfristige Erleichterung.

*Nachteil:* Mein Vergewisserungsverhalten ist anstrengend, hält mich in einer ständigen „Habachtstellung" und liefert mir nie vollständige Gewissheit, d. h., Restzweifel bleiben. Mit dem ständigen Einfordern von Rückversicherung gehe ich meinem Partner oder meiner Partnerin auf die Nerven. Und: Durch meine ständige misstrauische, „detektivische" Haltung entferne ich mich immer mehr von der anderen Person und „erlaube" mir nicht mehr, ihr zu vertrauen.

*Vorteil:* Aufgrund meines Gewissheitsstrebens grüble ich viel darüber nach, wie ich mir Gewissheit über die Treue oder Untreue meines Partners oder meiner Partnerin verschaffen kann. Meine daraus resultierenden Sorgen schützen mich zumindest davor, von negativen Ereignissen (z. B. einer Trennung oder der Entdeckung von Untreue) *überrascht* zu werden – das Unglück (z. B. die andere Person zu verlieren) träfe mich zumindest nicht unvorbereitet!

*Nachteil:* Das stimmt sogar, dabei werden aber geflissentlich die hohen Kosten der ständigen Sorge übersehen: Ich investiere viel Zeit, Energie und letztlich auch Leid in eine vorgestellte Katastrophe, die vielleicht nie eintreten wird.

Ziehen Sie selbst Ihre Bilanz!

Das Tückische am Grübeln über die potenzielle Untreue des Partners oder der Partnerin: Es hält Sie gefangen, weil Sie glauben, durch Nachdenken „das Problem lösen" zu können. Sie analysieren dabei vergangene Eifersuchtssituationen, wollen die Motivation des Partners oder der Partnerin ergründen, suchen im Festhalten an der Kontrollillusion nach Strategien, die andere Person vom Fremdgehen abzuhalten oder sie endgültig eines Fehlverhaltens zu überführen, etc. Liegt bei Ihnen eine irrationale Verdachtseifersucht vor, versuchen Sie jedoch im Nachgrübeln über den Untreueverdacht etwas schlicht Unmögliches: Ihre Analyse wird nie „zum Abschluss kommen". Es werden immer wieder nagende Zweifel auftauchen, ob man Ihnen treu ist, die Sie in einem Teufelskreis in immer neue „Grübelschleifen" führen, denn aufgrund der tatsächlichen Unkontrollierbarkeit von zwischenmenschlichen Beziehungen und der Willensfreiheit Ihres Partners oder Ihrer Partnerin bleibt Untreue immer *möglich*. Letztlich kostet Sie diese „Grübeltrance" sehr viel Zeit, die Sie in der Sackgasse der Eifersuchtsfalle verbringen, während Sie im Hier und Jetzt gar nicht richtig präsent sind und folglich auch Ihr Leben nicht mehr genießen können.

Fassen wir zusammen: Unterdrückung sich aufdrängender Eifersuchtsgedanken und bildhafter Vorstellungen ist ein „Schuss in den Ofen" und erhöht ihre Häufigkeit. Eifersuchtsbezogene Sorgen und Grübeleien lösen das Problem der unentrinnbaren Ungewissheit der Zukunft Ihrer Beziehung nicht und werden Ihre Zweifel an der Treue Ihres Partners oder Ihrer Partnerin niemals vollständig beseitigen können. Auch eifersüchtiges Kontrollverhalten ist kein wirklicher Schutz vor Untreue. Außerdem haben, wie ausführlich geschildert, all diese Strategien gravierende Nachteile und belasten Ihre Paarbeziehung. Sie haben sogar das Potenzial, Ihre Beziehung, die Sie ja schützen wollen, zu zerstören.

## 8.8 Radikale Akzeptanz: Ein alternativer Umgang mit Eifersuchtsgedanken und -gefühlen

Der Ansatz der „radikalen Akzeptanz" empfiehlt Ihnen einen völlig anderen Umgang mit allen Gedanken, Vorstellungsbildern, Sorgen, Grübeleien und Emotionen, die mit Ihrem Eifersuchtsproblem verbunden sind. Die Begründer der „Akzeptanz- und Commitment-Therapie (ACT)" veranschaulichen den Kern ihrer Grundphilosophie im Umgang mit als quälend erlebten Erlebnisweisen gerne durch Metaphern, z. B. die „Busmetapher": Stellen Sie sich vor, Ihr Bewusstsein ist ein Bus, und Sie steuern als Busfahrer oder Busfahrerin diesen Bus hoffentlich da hin, wohin Sie wollen. Nun steigen leider an manchen Bushaltestellen unliebsame Fahrgäste in Ihren Bus ein, die sich hinten im Fahrgastraum ungebührlich benehmen, randalieren und Unruhe stiften – das sind Ihre Eifersuchtsgedanken und -gefühle. Sie wissen eigentlich schon, dass Ihr üblicher Umgang mit diesen Fahrgästen (anzuhalten, zu versuchen, sie aus dem Bus rauszuschmeißen) nie so richtig erfolgreich war. Was könnten Sie also alternativ tun?

Sie sollten diese nervigen Fahrgäste ignorieren und unbeirrt weiter dorthin fahren, wo Sie hinwollen, während Sie – zu Recht – darauf vertrauen, dass die Quälgeister irgendwann auch von selbst wieder aussteigen. Die Eifersuchtsgedanken und -gefühle einfach „dazulassen", während man ihnen keine große Aufmerksamkeit schenkt, bedeutet „radikale Akzeptanz". Der zweite Teil dieses Ansatzes, „Commitment", ist nicht so leicht ins Deutsche zu übersetzen: Gemeint ist, dass Sie trotz der „Hintergrundgeräusche“ der „Störenfriede“ im Fahrgastraum unbeirrt daran festhalten, womit Sie sich gerade gemäß Ihren Zielen und Wertvorstellungen gedanklich beschäftigen *wollen*. Sie vergeuden weder Kraft noch Zeit damit, sich der „Entfernung“ dieser Störenfriede zu widmen, und wenden sich stattdessen im Vordergrund Ihrer Aufmerksamkeit weiter den Inhalten zu, die Ihnen wichtig sind.

Um sich der „Busmetapher“ entsprechend verhalten zu können, hilft es, einige grundsätzliche Überlegungen zu Gedanken anzustellen.

Wie entstehen Gedanken? Unser Gehirn ist eine „Assoziationsmaschine“. Was uns vom Schimpansen unterscheidet, ist genetisch herzlich wenig – der bedeutsamste Unterschied ist unser leistungsfähigerer assoziativer Kortex: Schnell Assoziationen bilden zu können, war offensichtlich ein evolutionärer Überlebensvorteil, und so assoziieren menschliche Gehirne fortlaufend automatisch, d. h. auch dann, wenn wir uns nicht bewusst „befehlen“, Assoziationen zu bilden. Sie assoziieren auch „nebenbei“ so ziemlich alles, was eben „denkmöglich“ ist. Unser Gehirn ist darüber hinaus so strukturiert, dass wir Assoziationen, die „unbrauchbar“ bzw. in der gegenwärtigen Situation nicht zu einer Problemlösung erforderlich sind, als „assoziativen Schrott“ im Bewusstseinsstrom vorbeiziehen lassen können, ohne dass dies unsere Konzentration auf das gegenwärtig Wichtige beeinträchtigt. Auch Eifersuchtsgedanken entstehen assoziativ. Ob mein Freund, der sich gerade angeregt mit meiner Frau unterhält, sie attraktiv findet, ist eine assoziativ naheliegende Frage – schließlich finde ich sie auch attraktiv. Es ist ein völlig normaler Gedanke – aber auch ein Gedanke, den ich als assoziativen Schrott im Bewusstseinsstrom vorbeiziehen lassen kann und der nicht zum „Eifersuchtsalarm“ führen muss, außer eben, er wird mit einer Bewertung verknüpft, die ihn aus diesem Bewusstseinsstrom heraushebt.

Solche Bewertungen wären z. B.: „Der Gedanke ist wichtig! Ich muss ihm Aufmerksamkeit schenken! Er bedeutet, dass sich da etwas anbahnt! Er bedeutet, dass ich meiner Partnerin nicht trauen kann! Er kann mir helfen, Vorsichtsmaßnahmen zu ergreifen und nicht davon überrascht zu werden, betrogen zu werden!“

Dabei sind alle diese Bedeutungszuschreibungen in keiner Weise zwingend: Der Gedanke ist eben nicht wichtig, nur weil er auftaucht. Ich muss ihm auch keine Aufmerksamkeit schenken, wie bei täglich Tausenden anderer Gedanken kann ich ihn auch nur kurz registrieren und dann wieder loslassen. Und ob meine Partnerin mich betrügen wird, ist nicht abhängig davon, ob ich einen bestimmten Gedanken hatte, sondern allein von ihren Entscheidungen und ihrem Verhalten. Vorsichtsmaßnahmen ergreifen muss ich nur, wenn ich mich weiter der bereits besprochenen Kontrollillusion hingebe.

Sich klarzumachen, dass eine Bewertung Ihrer Eifersuchtsgedanken im Sinne eines „Eifersuchtsalarms“ ein *falscher Alarm* ist, wird Ihnen leichter möglich sein, wenn Sie sich bereits mit den lebensgeschichtlichen Hintergründen Ihrer Kontrollillusion auseinandergesetzt haben und daher verstehen, warum Sie zu solchen falschen Alarmen neigen. Das wird Ihnen helfen, in einen inneren Abstand zu Ihren Eifersuchtsgedanken und -gefühlen zu gehen und sie einfach da sein zu lassen: Ein Eifersuchtsgedanke ist zunächst *nur* ein Gedanke, Eifersuchtsgefühle sind *nur* Gefühle, die durch diesen Gedanken ausgelöst werden, d. h., *Sie müssen nichts tun!* Als Konsequenz dieser Strategie werden Sie bald spüren, dass die falschen Alarme allmählich verblassen, die Eifersuchtsgedanken und -gefühle sich mit der Zeit auch ohne „Gegenmaßnahmen“ abschwächen. Mit anderen Worten: Die „radikale Akzeptanz“, ohne die zunächst schwer erträglichen Gedanken und Gefühle durch gedankliche (Grübeln, Sorgen) oder verhaltensmäßige (z.B. Kontrollieren) „Abwehrmaßnahmen“ „wegmachen“ zu müssen, ermöglicht es, dass Sie *Habituation* erleben, d.h. ein allmähliches Abebben Ihrer Eifersuchtsgefühle. Hierzu mehr im folgenden Kapitel!

## 8.9 Exposition und Reaktionsverhinderung

Wie bereits erläutert, weist die zwanghafte Eifersucht viele Ähnlichkeiten mit der Zwangsstörung auf, auch wenn es natürlich Unterschiede gibt, die in der Behandlung ebenfalls Berücksichtigung finden müssen. Die Ähnlichkeiten erlauben es, einige zentrale Behandlungselemente aus der Therapie von Zwängen auf die zwanghafte Eifersucht zu übertragen. Das wichtigste dieser Behandlungselemente in einer Verhaltenstherapie ist die Exposition und Reaktionsverhinderung. Lassen Sie mich Ihnen zunächst erläutern, wie deren Prinzipien in der Therapie von Zwängen umgesetzt werden. Danach kommen wir zur Übertragung auf die zwanghafte Eifersucht.

Menschen mit Zwängen werden angeleitet, sich den Situationen oder Zwangsgedanken, die bei ihnen Angst oder andere negativ getönte Gefühlszustände auslösen, wiederholt und jeweils so lange zu stellen, bis diese Gefühlszustände *von selbst* wieder abgeklungen sind. Sie sollen dabei gleichzeitig dem Drang widerstehen, Ihre üblichen Zwangshandlungen auszuführen.

*Beispiel:* Eine Person, die unter Ängsten leidet, sich durch Berühren einer „bazillenverseuchten“ Türklinke mit einer schweren Erkrankung anzustecken, sollte also diese Türklinke so lange anfassen, bis ihre Angst abgeklungen ist. Wenn sie sich wiederholt durch bewusstes Berühren von Türklinken mit ihrer Angst konfrontiert, so nennt man dies *Expositionstraining* (sich exponieren = sich der Angst aussetzen) oder auch *Konfrontation*. Dass die Angst nach einem anfänglichen Anstieg tatsächlich nicht ins Unendliche weitersteigt, sondern ein Plateau erreicht und dann allmählich zurückgeht, auch ohne dass die Person sich die Hände wäscht, nennt man das *Habituationsprinzip* (Habituation kann man umgangssprachlich mit Gewöhnung übersetzen). Der Verlauf der Angst oder Anspannung während einer Expositionsübung lässt sich durch folgende Abbildung veranschaulichen:

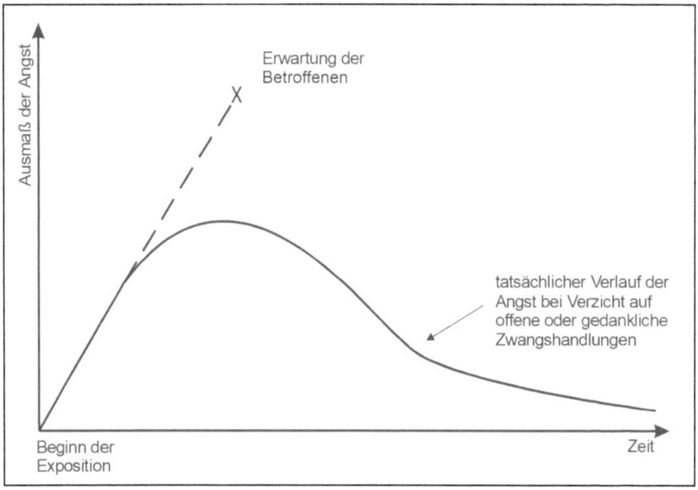


**Abbildung 1:** *Erwarteter und tatsächlicher Angstverlauf bei Exposition (Zwangsstörung)*

Die Angst erschöpft sich allmählich und sinkt. Würde Expositionstraining nicht tatsächlich durch Habituation zum Rückgang der Angst führen, wäre eine Verhaltenstherapie unmöglich! Von daher ist das Habituationsprinzip ein bewährtes „Grundgesetz“, von dem Patienten und Patientinnen sich allerdings nur überzeugen können, indem sie sich der Angst tatsächlich stellen. Den zweiten Teil der oben genannten Regel nennt man *Reaktionsverhinderung*: Bezogen auf das Beispiel ist damit gemeint, dass die Expositionsübung (Berühren der Türklinke) nur Sinn hat, wenn danach auf das Händewaschen verzichtet wird. Die Patienten und Patientinnen müssen also dem Habituationsprinzip genügend Zeit geben zu wirken. Dies setzt voraus, dass sie aus eigenem Entschluss auf ihre übliche Reaktion, nämlich die Zwangshandlung des Händewaschens, verzichten.

Die Abbildung lässt sich ganz einfach auf Eifersuchtsprobleme übertragen: Auf einer Achse findet sich hierbei das Ausmaß der Eifersucht, wobei sich ebenfalls die Erwartung einstellt, dieses werde mit der Zeit ins Unerträgliche steigen, wenn man auf Kontrollen, Rückversicherungen etc. verzichtet. Der tatsächliche Verlauf sieht allerdings erneut ganz anders aus, d. h., die Eifersuchtsintensität wird nach einer gewissen Plateauphase allmählich abnehmen (siehe Abb. 2, S. 96).

Es gibt Fallstudien, die die Exposition und Reaktionsverhinderung auf zwanghafte Eifersucht übertragen. So wurde ein Patient dabei unterstützt, dem starkem Drang, der Partnerin Rückversicherungsfragen zu stellen, zu widerstehen und dadurch die Erfahrung zu machen, dass der Drang über die Zeit hinweg im Sinne eines Habituationsmodells nachließ. Weitere Behandlungselemente waren die Exposition zu bislang vermiedenen externen Auslösern (z. B. Frau redet auf einem Fest

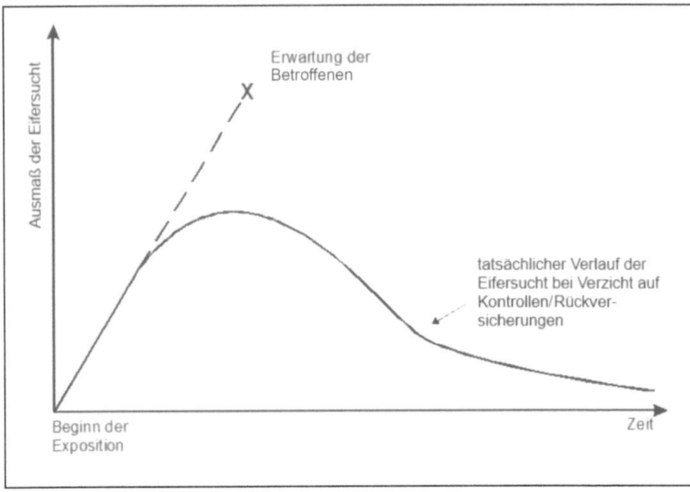


**Abbildung 2:** *Erwarteter und tatsächlicher Verlauf der Eifersucht bei Exposition*

mit einem anderen Mann; Anschauen alter Fotos der Ehefrau mit ihrem Ex-Freund) sowie eine kognitive Umstrukturierung der Bedeutung, die er ihrem Wunsch zuschrieb, ihren Ex-Freund zu kontaktieren. Das Verfahren besteht im Wesentlichen aus zwei Elementen:

a) Der Exposition im Sinne einer Konfrontation mit auslösenden Reizen (hier z. B. dem Erwähnen eines früheren Partners der Ehefrau), die bekanntermaßen ein als aversiv erlebtes Gefühl (hier Eifersucht mit Angst vor Partnerverlust) und den Drang, es zu reduzieren, provozieren.
b) Die Reaktionsverhinderung im Sinne der Anleitung und Unterstützung des Betroffenen dabei, auf seine üblichen Strategien zur Reduktion des als aversiv erlebten Gefühls

zu verzichten (hier z. B. Verzicht auf Rückversicherungsfragen an die Ehefrau). Zentraler Wirkfaktor ist die Erfahrung, dass auch bei Unterlassen der üblichen Eifersuchtsbewältigungsmaßnahmen (z. B. Rückversicherungsfragen oder Kontrollen) das quälende Eifersuchtsgefühl mit der Zeit abebbt: Das Verfahren wirkt, weil die Eifersuchtsreaktion „in sich erschöpflich" ist und „habituiert".

Exposition und Reaktionsverhinderung sind sehr wirksam, aber auch „hochschwellig", insofern werden solche Übungen von eifersüchtigen Menschen als extrem schwierig eingestuft. Gedanken an diese Übungen können sogar Zweifel auslösen, ob ein derart konfrontatives Vorgehen überhaupt akzeptabel für sie ist. Deshalb kommt ein solches Vorgehen erst nach sorgfältiger Vorbereitung durch eine Reihe weiterer Interventionen zur Anwendung, z. B. erst *nachdem* Sie durch die Verhaltensanalyse und die kognitive Umstrukturierung Ihrer ungünstigen Grundüberzeugungen Ihr eigenes Verhalten und dessen lebensgeschichtliche Hintergründe besser verstanden haben.

## *Übungsschritte*

Wie würde man nun bei der Festlegung von Übungsschritten im Sinne der Exposition vorgehen? Zunächst einmal muss man nicht mit den schwierigsten Übungssituationen beginnen, sondern kann gemeinsam eine nach Schwierigkeitsgrad der Übungen gestufte Expositionshierarchie erstellen, die dann Schritt für Schritt abgearbeitet wird. Das ermöglicht Ihnen erste positive Erfahrungen von Habituation, d. h., Sie haben dann schon einmal in einer nicht ganz so schwierigen Situation *erlebt* und nicht nur „erzählt bekommen", dass Ihre Eifersucht mit der Zeit nachlässt, ohne dass Sie z. B. kontrollieren oder Rückversicherungsfragen stellen.

Bei der „Erfindung" von Übungen können Fragen an die Partner oder Partnerinnen hilfreich sein, wie sie sich anders verhalten würden, gäbe es die Eifersucht nicht. So könnte die Frau eines extrem eifersüchtigen Mannes antworten: „Ich würde wieder allein das Haus verlassen oder einkaufen gehen. Ich könnte auch mit dem Nachbarn ein Schwätzchen über den Gartenzaun halten, wir könnten wieder gemeinsam Feste besuchen, dort könnte ich mich auch einmal mit einem anderen Mann unterhalten. Wir könnten uns gemeinsam einmal wieder einen Film ansehen, der auch erotische Szenen enthält. Und ich würde wieder in meine gemischtgeschlechtliche Volleyballgruppe gehen!"

Ein Einbau entsprechender Übungen in die Expositionshierarchie ist natürlich nur dann sinnvoll, wenn beide zustimmen. Dabei müsste man immer die Exposition (z. B. die Partnerin hält ein Schwätzchen mit dem Nachbarn über den Gartenzaun) mit Reaktionsverhinderung kombinieren: Der eifersüchtige Mann dürfte in diesem Fall die Szene am Gartenzaun am besten gar nicht beobachten (völliger Verzicht auf Kontrolle), da es sonst lediglich zu einer Verlagerung von passiver Vermeidung (Schwätzchen wird der Ehefrau verboten) hin zu Kontrolle und Rückversicherungsfragen käme (genaues Beobachten, ob die Ehefrau eventuell Anzeichen von Flirtverhalten zeigt, „verhörartige" Befragung der Ehefrau über den Inhalt des Schwätzchens hinterher). Die Beispiele haben Ihnen wahrscheinlich verdeutlicht, dass Exposition und Reaktionsverhinderung häufig auf bedeutsame Veränderungen im Lebensstil des Paares hinauslaufen werden!

Nicht unerwähnt soll bleiben, dass insbesondere dann, wenn Sie sich auch nach vielen vorbereitenden Interventionen die Exposition und Reaktionsverhinderung nicht zutrauen, eine Kombination mit einer medikamentösen Behandlung in Betracht gezogen werden kann. Wie bereits geschildert, sind zumindest Fallstudien und auch Fallserien veröffentlicht, die nahelegen, dass bereits die Einnahme der auch bei Zwängen wirksamen Antidepressiva (SSRIs oder Clomipramin) die Intensität von quälenden Eifersuchtsgefühlen reduzieren kann (siehe Kap. 7.3). Nicht wenige Patienten und Patientinnen, die zunächst Exposition und Reaktionsverhinderung ablehnen, können sich dann, wenn ein solches Medikament „gegriffen hat", für die Exposition und Reaktionsverhinderung entscheiden.

*Wie schnell* Eifersucht aufgrund der Habituation zurückgeht, lässt sich im Vorhinein nicht genau sagen: Das könnte bereits nach 15 bis 30 Minuten der Fall sein, aber auch erst nach zwei bis vier Stunden! Deshalb wird man in einer guten Therapie dafür sorgen, dass Ihnen gerade bei den ersten Übungen der Therapeut oder die Therapeutin so lange unterstützend zur Seite steht, bis Sie bereits einen beträchtlichen Eifersuchtsrückgang erlebt haben. Expositionsübungen können daher auch einmal länger dauern als die üblichen 50 Minuten einer Therapiesitzung.

Neben der Habituation gibt es noch einen weiteren Grund dafür, dass die Exposition und Reaktionsverhinderung wirkt: Wenn Sie sich auf dieses Verfahren einlassen, werden Sie zumindest mittelfristig merken, dass Ihre Erwartung widerlegt wird, der Partner oder die Partnerin würde bei Verzicht auf Ihre Kontrollverhaltensweisen sicherlich fremdgehen oder sich von Ihnen trennen. In vielen Fällen werden Sie sogar die Erfahrung machen, dass sich Ihre Paarbeziehung verbessert, wenn Sie Ihrer Partnerschaft wieder mehr Freiheiten erlauben, ihr „mehr Luft lassen“ und der Partner oder die Partnerin sich nicht mehr so eingeengt und kontrolliert fühlt.

Da es sich bei Ihren Eifersuchtsreaktionen um durch ständige Wiederholung verfestigte Gewohnheiten handelt, ist für Ihren Therapieerfolg *wiederholtes Üben* unentbehrlich. Es reicht nicht aus, eine schwierige Situation einmal bewältigt zu haben, und Sie sollten auch nicht davon ausgehen, dass nach Ihrer Einschätzung etwas weniger schwierige Situationen unproblematisch sein werden, nur weil Sie eine noch schwierigere Situation bereits „geschafft“ haben, sei es mit oder ohne Unterstützung einer Therapie. Sie werden umso erfolgreicher sein, je mehr Sie zu intensiven Übungen auch zwischen den Therapiesitzungen bereit sind. Dies wird jedem einleuchten, der sich klarmacht, dass man in einer Woche mit einer einstündigen Therapiesitzung ca. 111 weitere Stunden im Wachzustand ohne begleitende Therapieunterstützung verbringt!

## *Exposition in vivo und Exposition in sensu*

Im Fachjargon unterscheidet man Exposition *in vivo* (in der Realität) und Exposition *in sensu* (in der Vorstellung). Die bisherigen Beispiele sind alle der Rubrik in vivo zuzuordnen, z. B. der Eifersüchtige setzt sich der realen Situation aus, dass seine Partnerin, ohne dass er sie dabei beobachtet, ein Schwätzchen mit dem Nachbarn über den Gartenzaun hält. Nun beschäftigen sich Eifersüchtige ja zusätzlich sehr häufig gedanklich mit *noch nicht eingetretenen Katastrophen* (z. B. mit Befürchtungen, die andere Person könne zukünftig fremdgehen oder sie verlassen). Vielfach werden diese Katastrophenbefürchtungen aber nicht „zu Ende gedacht". Da sie sofort quälende Eifersuchtsgefühle und Ängste vor Verlassenwerden auslösen, werden sie stattdessen schnellstmöglich dadurch „abgewürgt", dass man die andere Person z. B. kontrolliert oder von ihr eine beruhigende Rückversicherung verlangt, dass sie einen noch liebt und einem treu ist. So lenken Sie sich schleunigst von den mit der phantasierten Katastrophe verknüpften inneren Bildern und Emotionen ab, d. h., die Kontrolliererei, das Nachspionieren, die Rückversicherungsfragen usw. verfestigen sich immer mehr dadurch, dass eine wirkliche Auseinandersetzung mit den Katastrophenszenarios kurzfristig vermieden werden kann.

Exposition in sensu dient dazu, diese tückische Sackgasse zu überwinden. Bei dieser Exposition in der Vorstellung sollte zunächst der sich unwillentlich aufdrängende Anfangsgedanke, den ein Patient oder eine Patientin spontan berichtet (z. B. „Er wird mich verlassen" oder „Ich kann sie sexuell nicht so gut befriedigen wie mein Rivale"), gemeinsam mit dem Therapeuten oder der Therapeutin „zu Ende gedacht" werden, d. h., es müssen die mit ihm verknüpften Katastrophenbefürchtungen herausgearbeitet werden. Hierbei werden in der Therapie Fragen gestellt wie

- „Was wäre so schlimm daran, wenn Ihr Partner Sie verlassen würde?" oder
- „Was wäre so schlimm daran, wenn Sie Ihre Partnerin nicht so gut befriedigen könnten wie Ihr Rivale?"

Mit den Antworten auf solche Fragen „landet" man zielsicher beim – individuell sehr unterschiedlichen – „Nährboden" der Eifersuchtsgedanken: So könnte sich bei einem Patienten herausstellen, dass er sich für allein gar nicht wirklich lebensfähig hält, vielleicht bislang nie auch nur für kürzere Lebensphasen alleine gelebt hat und furchtbare Angst hat, im Falle einer Trennung depressiv oder gar suizidal zu werden. Sich vielleicht auch gar nicht zutraut, je wieder eine neue Partnerin zu finden. Das Grundproblem wäre bei diesem Patienten der bereits an anderer Stelle erwähnte dependente (abhängige) Persönlichkeitsstil. Bei einem anderen Patienten würde man vielleicht eher auf starke sexuelle Minderwertigkeitsgefühle treffen. Ganz wichtig wäre im nächsten Schritt, dass Sie sich mit den lebensgeschichtlichen Grundlagen der Problembereiche, die mit der übertriebenen Eifersucht im Zusammenhang stehen, mit Unterstützung Ihres Therapeuten oder Ihrer Therapeutin emotional auseinandersetzen. Erst nachdem Sie die biografischen Entwicklungsbedingungen dieser Problembereiche gut verstanden haben, erfolgt der Übergang zur eigentlichen Exposition in der Vorstellung.

Hierbei erstellen Sie zunächst gemeinsam mit Ihrem Therapeuten oder Ihrer Therapeutin ein „Expositionsskript", d. h. eine Art „Drehbuch" Ihres persönlichen Katastrophenfilms, das möglichst alle Elemente Ihrer schlimmsten Befürchtungen zusammenfasst. Hier ein Beispiel:

> *„Meine Frau kommt am Gartenzaun mit unserem Nachbarn ins Gespräch. Sehr schnell macht er ihr ein Kompliment, wie gut sie aussieht, und beginnt mit ihr zu flirten. Er ist athletischer gebaut und viel extrovertierter als ich, und ich habe schon immer vermutet, dass ihr das gefällt. Sie fühlt sich geschmeichelt und lächelt ihn freundlich an. Er macht einen Witz und bringt sie zum Lachen. Unter dem Vorwand, ihr etwas in seinem Garten zu zeigen, lädt er sie ein, kurz zu ihm auf seine Seite hinüberzukommen, an eine*

*Stelle, die weder seine Frau noch ich vom Haus aus einsehen können. Dort macht er eine Bemerkung über ihre schönen Haare, sie kann sich seines Charmes nicht erwehren, als er sie küsst. Danach führt er sie in sein Gartenhäuschen und die beiden schlafen leidenschaftlich miteinander. Seither treffen sie sich wiederholt heimlich dort, ohne dass seine Frau oder ich etwas merken. Ein Jahr später eröffnet mir meine Frau, für mich aus heiterem Himmel, dass sie sich von mir trennen wird und beabsichtigt, baldmöglichst unseren Nachbarn zu heiraten, der sich auch von seiner Frau getrennt hat. Ich bin am Boden zerstört, zutiefst verletzt und völlig unfähig, mit der Situation klarzukommen. Ich betrinke mich immer wieder, werde alkoholabhängig und depressiv, sehe im Leben keinen Sinn mehr und bringe mich schließlich um."*

Sich dieses Szenario intensiv vorzustellen, löst in diesem Patienten sehr schmerzliche und quälende Eifersuchtsgefühle aus und aktiviert gleichzeitig eine Reihe zentraler Problempunkte wie seine Minderwertigkeitsgefühle, die ihn gegenüber dem phantasierten Rivalen im Vergleich schlecht abschneiden lassen (der ist sozial kompetenter, charmanter, extrovertierter, witziger, athletischer), seine Annahme „Wenn so jemand Interesse an meiner Frau zeigt, ist sie verführbar und zur Untreue bereit", die zu einem starken Misstrauen mit der Zusatzannahme führt, seine Frau könne ihn auch heimlich immer wieder hintergehen, und schließlich auch seine große Angst, seine Frau zu verlieren und sich im Rahmen der nachfolgenden Sinnkrise umzubringen.

Die Exposition besteht dann darin, dass der Patient das von ihm selbst unter therapeutischer Anleitung auf Tonträger (z. B. Smartphone) gesprochene Expositionsskript wiederholt abhört, um eine Habituation zu erzielen. Die Grundregel wäre also, Ihre Eifersuchtsgedanken zu Ende zu denken (hier: einschließlich der schlimmsten Konsequenz, zunächst heimlich hintergangen zu werden, dann die Partnerin zu verlieren und sich schließlich umzubringen) und sich ihnen intensiv, wiederholt und vor allem hinreichend lange für ein allmähliches Abflauen Ihrer Eifersuchtsgefühle und Ängste auszusetzen. Dies bedeutet, sich den Inhalt plastisch vor Augen zu führen, ohne (wie bisher) den Eifersuchtsgedanken „abzuwürgen", indem Sie sich über Kontrollieren, Rückversicherungsforderungen oder verhörartige Befragungen des Partners oder der Partnerin ein momentanes, aber illusionäres Kontrollgefühl „besorgen", das die Eifersucht kurzfristig reduziert. Tun Sie dies, werden die Eifersuchtsgedanken mit Sicherheit an Macht über Sie verlieren. Es ist wie mit einem ungebetenen Gast, der umso häufiger an Ihre Tür klopft, je heftiger Sie ihn abweisen. Wenn Sie ihn – und nichts anderes ist die Exposition – umgekehrt ganz bewusst „einladen", ins Haus Ihres Bewusstseins zu treten, wird er bald das Interesse verlieren und schließlich gar nicht mehr anklopfen!

Es wird Ihrer Aufmerksamkeit nicht entgangen sein, dass die Exposition in sensu noch einen Schritt weiter geht als die Strategie der „radikalen Akzeptanz" im Ansatz der Akzeptanz- und Commitment-Therapie: Sie erinnern sich, in der „Busmetapher" werden die unliebsamen Fahrgäste (d. h. die Eifersuchtsgedanken und -gefühle) einfach nicht weiter beachtet und es wird davon ausgegangen, dass sie an irgendeiner Haltestelle schon von selbst wieder aussteigen werden, während Sie sich als busführende Person auf das konzentrieren, was Sie sowieso gemäß Ihren Zielen und Werten gerade tun wollen. Das ist auch die beste Strategie für den Umgang mit Eifersuchtsgedanken und -gefühlen *im Alltag*. Dadurch, dass in der inneren Haltung der radikalen Akzeptanz ja auf jegliche „Abwehrmaßnahmen" gegen die Eifersuchtsgedanken und -gefühle verzichtet wird, bleiben diese schon etwas länger im Bewusstsein, und dies bewirkt bereits einen ersten Habituationseffekt, d. h. eine allmähliche Reduktion ihrer Intensität. Gleichzeitig bleiben Sie im Alltag handlungsfähig. Für das „Zu-Ende-Denken" der Eifersuchtsgedanken im Rahmen der Exposition in sensu müssen Sie sich dagegen einen gesonderten Übungszeitraum reservieren und somit aus Ihrem Alltag heraustreten. Dafür setzen Sie sich während der Übungen noch länger und intensiver mit Ihren Eifersuchtsgedanken und -gefühlen auseinander, der Habituationseffekt wird folglich noch einmal verstärkt.

Am wichtigsten bei dieser Methode ist das *wiederholte* Üben mit dem Abhören des Speichermediums ohne gleichzeitiges Eifersuchts*verhalten*. Als Daumenregel sollten Sie zweimal täglich eine Stunde lang üben, mindestens aber so lange, bis sich Ihre Eifersucht um 50 % – gemessen am höchsten während der Übung erreichten Intensitätspunkt – reduziert hat. Auch wenn Sie das Speichermedium gerade einmal nicht zur Hand haben, gibt es Übungsmöglichkeiten, z. B. wiederholtes Aufschreiben oder bewusstes Hervorrufen der Eifersuchtsgedanken, bei dem Sie sich bemühen, diese so lange wie möglich im Bewusstsein zu halten, wobei Sie diesen Vorgang mit zwischengeschalteten Pausen mehrfach wiederholen können.

Wenn Sie Expositionsübungen konsequent durchführen, werden Sie ein allmähliches Nachlassen Ihrer Eifersuchtsgefühle erreichen. Mit der Zeit werden Sie Ihre Eifersuchtsgedanken eher langweilen und Ihnen immer unwichtiger werden, schließlich auch seltener. Sie können nach und nach verblassen und schließlich ganz verschwinden. Der Entwickler dieser Methode nannte die Exposition in der Vorstellung auch „Entgiftungstraining“, und in der Tat beschreibt diese Bezeichnung sehr plastisch, was durch die Exposition in der Vorstellung passiert.

In der Variante des „Entgiftungstrainings“, die ich Ihnen gerade ausführlich erläutert habe, setzen Sie sich in der Vorstellung immer wieder nicht nur Ihrem eifersüchtigen Anfangsgedanken („Meine Frau wird mich verlassen“, „Mein Mann betrügt mich“), sondern auch dem gesamten darauf folgenden „Katastrophenfilm“ aus. Dies hat den Vorteil, dass Sie sich wirklich Ihre schlimmsten Befürchtungen klarmachen.

Eine zweite Variante der Exposition in sensu konzentriert sich ausschließlich auf den Anfangsgedanken selbst, d. h., die Übung besteht darin, diesen Gedanken (z. B. „Meine Frau wird mich verlassen“) 500 Mal zu wiederholen. Dies kann – z. B. die ersten 25 Mal – zur Intensivierung Ihrer Eifersucht führen, sofern Sie es aber schaffen, den Gedanken immer weiter zu wiederholen (das würde etwa 15 Minuten dauern), wird die Eifersucht abebben und der Gedanke wird Sie nur noch langweilen. Sie können den Gedanken innerlich wiederholen oder tatsächlich aussprechen. Sie können ihn verlangsamt aussprechen, mit Betonung auf unterschiedlichen Wörtern, mit unterschiedlichen Satzmelodien, Sie dürfen ihn auch singen. Entscheidend ist der Wiederholungseffekt, der – genau wie die erste Variante – mit Sicherheit zur Habituation führen wird.

Es ist völlig normal, dass Sie der Exposition, ob in vivo oder in sensu, zunächst mit Angst begegnen und zwiespältig sind, ob Sie es tatsächlich wagen sollten, diese auszuprobieren. Schließlich rate ich Ihnen, so ziemlich genau das Gegenteil von dem zu tun, was Sie bisher getan haben. Das will reiflich überlegt sein. Das Durchstehen einer Situation, die Ihre Eifersuchtsgefühle bewusst provoziert, ist „harte Arbeit“. Sie sollten also, bevor Sie beginnen, gemeinsam in der Therapie oder für sich selbst gute Antworten auf die Frage erarbeitet haben: „Wozu ist es gut, das durchzuhalten?“ Beginnen Sie erst mit solchen Übungen, wenn Sie diese *Motivationsfrage* möglichst konkret und positiv beantworten können! Eine konkrete und positive Beantwortung ist nicht zuletzt dann möglich, wenn es sich für Sie lohnt, für den Erhalt Ihrer Partnerschaft zu kämpfen, weil Sie trotz der Eifersuchtsproblematik überwiegend Positives mit ihr verbinden! Das wäre ein sehr gutes Argument, sich der Exposition und Reaktionsverhinderung zu stellen! Eine Paartherapie kann Sie u. a. auch dabei unterstützen, die verbliebenen positiven Seiten Ihrer Partnerschaft zu würdigen.

# Kapitel 9
# **Paartherapie**

Dieses Kapitel kann natürlich keine Paartherapie ersetzen, sondern nur auf einige Aspekte hinweisen, die im Rahmen einer Paartherapie wichtig wären.

Bei irrationaler Eifersucht leiden nicht nur die Eifersüchtigen selbst, sondern regelmäßig auch ihre Partner und Partnerinnen, manchmal so stark, dass sie ebenfalls psychische Probleme entwickeln (z. B. Ängste oder Depressionen). Schon allein deshalb ist eine Einbeziehung der Partner und Partnerinnen zu empfehlen. Zudem ist es wahrscheinlicher, dass irrational Eifersüchtige der „Eifersuchtsfalle" entkommen, wenn sie Rückhalt und emotionale Unterstützung in ihrer Partnerschaft spüren. Zu Beginn einer Paartherapie sind daher zwei Dinge unerlässlich:

1. Partner und Partnerinnen, die Kontrolliertwerden, Rückversicherungsfragen etc. ja zumindest als „nervig", meist aber als extrem belastend erleben, sollten die Möglichkeit erhalten, dieses Verhalten von Eifersüchtigen *besser zu verstehen und lebensgeschichtlich nachvollziehen zu können*. So lässt sich am ehesten ein gewisses Mitgefühl für diese fördern, wenn sie bei der Exploration der lebensgeschichtlichen Grundlagen der Eifersucht anwesend sind. Auch wenn sie nur „passiv" zuhören, wird dies doch ihre Perspektive auf das Eifersuchtsproblem verändern. Denn vielfach sind ihnen die lebensgeschichtlichen Hinter-

gründe, die zur aktuellen Eifersucht beitragen, gar nicht oder nur unzureichend klar.

2. Genauso wichtig ist es allerdings, dass Partner und Partnerinnen von Eifersüchtigen genügend Raum erhalten, ihren Leidensdruck und ihre Sicht des Problems zu verdeutlichen. Bei dieser Thematik ist wiederum die eifersüchtige Person selbst „passive Zuhörerin“ und kann hierbei neue Erkenntnisse darüber gewinnen, was ihre Problematik beim Gegenüber bewirkt. Es ist in dieser Gesprächsphase auch zu würdigen, dass die bisherige Aufrechterhaltung der Partnerschaft trotz der Belastungen durch die Eifersucht sehr dafür spricht, dass seitens der Partner und Partnerinnen noch genügend „emotionale Substanz“ da ist, auf der man aufbauen kann: Der Eifersucht ist es offensichtlich noch nicht gelungen, die Liebe völlig zu „erodieren“.

## *Überblick über die Partnerschaft*

Zu Beginn der paartherapeutischen Arbeit ist es zudem nützlich, das Paar daran zu erinnern, dass die Partnerschaft trotz der momentan stark im Vordergrund stehenden Eifersuchtsproblematik auch noch weitere, wichtige Dimensionen besitzt, und sich als Therapeut oder Therapeutin einen Überblick über die Partnerschaft insgesamt zu verschaffen. Hierzu bietet sich folgende Skala an, die das Paar unabhängig voneinander bearbeiten sollte. Sie ist einem bekannten Partnerschaftsfragebogen entnommen.

**Anleitung**

In dieser Übersicht sind 23 verschiedene Bereiche des Zusammenlebens aufgeführt, in denen Konflikte entstehen können. Kreuzen Sie bitte an, ob und in welchem Ausmaß in Ihrer Beziehung Konflikte im jeweiligen Bereich bestehen und wie Sie vorwiegend mit diesen Konflikten umgehen.

| | Keine Konflikte | Konflikte, erfolgreiche Lösungen | Konflikte, keine Lösungen, oft Streit | Konflikte, aber wir sprechen kaum darüber |
|---|---|---|---|---|
| 1 Einteilung des monatlichen Einkommens | 0 | 1 | 2 | 3 |
| 2 Berufstätigkeit | 0 | 1 | 2 | 3 |
| 3 Haushaltsführung/Wohnung | 0 | 1 | 2 | 3 |
| 4 Vorstellungen über Kindererziehung | 0 | 1 | 2 | 3 |
| 5 Freizeitgestaltung | 0 | 1 | 2 | 3 |
| 6 Freunde und Bekannte | 0 | 1 | 2 | 3 |
| 7 Temperament des Partners | 0 | 1 | 2 | 3 |
| 8 Zuwendung des Partners | 0 | 1 | 2 | 3 |
| 9 Attraktivität | 0 | 1 | 2 | 3 |
| 10 Vertrauen | 0 | 1 | 2 | 3 |
| 11 Eifersucht | 0 | 1 | 2 | 3 |
| 12 Gewährung persönlicher Freiheiten | 0 | 1 | 2 | 3 |
| 13 Sexualität | 0 | 1 | 2 | 3 |
| 14 Außerpartnerschaftliche Beziehungen | 0 | 1 | 2 | 3 |
| 15 Verwandte | 0 | 1 | 2 | 3 |
| 16 Persönliche Gewohnheiten des Partners | 0 | 1 | 2 | 3 |
| 17 Kommunikation/gemeinsame Gespräche | 0 | 1 | 2 | 3 |
| 18 Kinderwunsch/Familienplanung | 0 | 1 | 2 | 3 |
| 19 Fehlende Akzeptanz/Unterstützung des Partners | 0 | 1 | 2 | 3 |
| 20 Forderungen des Partners | 0 | 1 | 2 | 3 |
| 21 Krankheiten/Behinderungen/psychische Störungen | 0 | 1 | 2 | 3 |
| 22 Umgang mit Alkohol/Medikamenten/Drogen | 0 | 1 | 2 | 3 |
| 23 Tätlichkeiten | 0 | 1 | 2 | 3 |
| Sonstiges | 0 | 1 | 2 | 3 |



hogrefe

Wie Sie sehen, stellt Eifersucht nur einen von ganz vielen möglichen Problembereichen in einer Partnerschaft dar. Vergleicht man, welche Zahlen Partner und Partnerinnen angekreuzt haben, lassen sich von Paar zu Paar ganz unterschiedliche Schlussfolgerungen ziehen: So wird es Paare geben, die abgesehen von der Eifersuchtsproblematik eine insgesamt sehr positive Bilanz ziehen können, weil sie in vielen anderen Bereichen ausgesprochen gut miteinander klarkommen und zusammenpassen. Bei anderen Paaren werden sich erste Hinweise auf Zusammenhänge mit anderen Problembereichen ergeben, z. B. mit der Sexualität. Bei wieder anderen Paaren könnten starke Diskrepanzen bei der Beurteilung eines Problembereichs auffallen, ein Partner könnte dort eine 0 ankreuzen, die Partnerin dagegen eine 3! Dies wäre dann als Hinweis darauf zu deuten, dass bezüglich dieses Problembereichs dringender Kommunikationsbedarf besteht. Jedenfalls wird die Bearbeitung der Skala Ihnen verdeutlichen, dass alles, was „um die Eifersucht herum" passiert, nur einen kleinen Teil Ihres sehr viel größeren „Beziehungsraums" ausmacht. Und vielleicht werden Sie dabei sogar (wieder)entdecken, dass es in Ihrem Beziehungsraum auch sehr viel Bewahrenswertes gibt, was Sie positiv motivieren kann, an Ihrer Eifersucht zu arbeiten.

Gerade zu Beginn einer Paartherapie sollten Sie, durchaus auch anhand der Problemliste, würdigen, dass es Problembereiche gibt, bei denen Sie beide eine 0 angekreuzt haben, weil es „gut läuft" und Sie sich einig sind, z. B. was die Haushaltsführung, die Kindererziehung oder die gegenseitige Attraktivität angeht.

Eine Übersicht über die Partnerschaft insgesamt zu gewinnen, ist auch deshalb wichtig, weil für die Eifersucht relevante sonstige Problembereiche Ansatzpunkte für eine Verbesserung der Paarbeziehung aufzeigen könnten. Stellt sich z. B. heraus, dass sexuelle Probleme eines Partners (z. B. vorzeitige Ejakulation des Mannes) die Eifersucht mitbedingen („Ich kann meine Partnerin sexuell nicht gut befriedigen, bestimmt sucht sie sich einen Liebhaber!"), kann eine erfolgreiche individuelle Sexualtherapie (im Beispiel: des Mannes) ihr bereits einen beträchtlichen Teil ihres Nährbodens entziehen. Generell stellen Verbesserungen auf anderen Ebenen der Partnerschaft (in der Kommunikation, in Bezug auf gemeinsame, positive Aktivitäten etc.) für ein Paar eine gute Basis für die Auseinandersetzung mit der Eifersucht dar.

### *Kommunikationsmuster*

Die Problemanalyse des Eifersuchtsgeschehens könnte z. B. damit beginnen, dass der Therapeut oder die Therapeutin das Paar bittet, miteinander über die Eifersucht zu sprechen. Dies zielt darauf ab, zunächst zu beobachten und zu verstehen, wie das Paar interagiert, um dabei ungünstige Kommunikationsmuster zu identifizieren, welche die Konflikte zwischen den beiden „anheizen" und eskalieren lassen. Im nächsten Schritt wird der Therapeut oder die Therapeutin an solchen Stellen die Interaktion des Paares mit einem zuvor vereinbarten Stoppzeichen „einfrieren" und das Paar anregen, gegenseitig zu erfragen, wie das eigene Verhalten von der jeweils anderen Person erlebt wird. Dies fördert die Fähigkeit zur Einfühlung in die Position des Partners oder der Partnerin und unterbricht das übliche Muster. Schließlich werden in der Therapie auch alternative, günstigere Verhaltensweisen empfohlen (z. B. Bedürfnisäußerungen statt Vorwürfe; in der Gegenwart bleiben und keine „alten Hüte" hervorholen). Diese Alternativen werden dann sogleich in der Sitzung in Form von Rollenspielen eingeübt.

Ziel ist es, die Fähigkeit des Paares zu verbessern, Konflikte bezüglich der Eifersucht zu *deeskalieren*. Dies ist deshalb so entscheidend, weil Forschungsbefunde darauf hinweisen, dass – ganz unabhängig vom Eifersuchtsthema – glückliche Paare sich von unglücklichen ganz wesentlich darin unterscheiden, dass sie Konflikte besser deeskalieren können. Der Unterschied liegt also nicht in dem Vorhandensein von Konflikten – die gibt es auch bei glücklichen Paaren –, sondern in der Fähigkeit, sie zu einem versöhnlichen Abschluss zu bringen.

Im ersten Schritt gilt es also, ungünstige Kommunikationsmuster in der Partnerschaft zu identifizieren. Hierzu gehören: Beide wollen einfach „Dampf ablassen" und sämtliche negativen Gefühle ventilieren (z. B. der Eifersüchtige seine Verletztheit über das Flirtverhalten der Partnerin, die Partnerin ihre Wut über das Kontrolliertwerden), beide wollen beweisen, dass sie recht haben, der Eifersüchtige will, dass die Partnerin „gesteht" und sich entschuldigt, oder er will sie bestrafen. Die Partnerin will sich daraufhin rechtfertigen, zieht sich zurück oder geht zum Gegenangriff über. Die Kommunikation wird unter diesen Umständen schnell eskalieren.

Was also sollten Sie in Ihrer Partnerschaft tun, um wieder Vertrauen aufzubauen, sich zu respektieren und sich gegenseitig besser zu verstehen? Zeigen Sie der anderen Person, dass Sie ihr zuhören. Unterbrechen Sie diese nicht. Lassen Sie ihr Zeit, ihre Sicht der Dinge darzustellen. Fassen Sie dann zusammen, was Sie gehört haben, damit Ihr Partner oder Ihre Partnerin realisiert, dass Sie zugehört haben.

Äußern Sie Verständnis, z. B.

- „Ich kann verstehen, dass du eifersüchtig wirst, wenn ich von Frauen umgeben bin, die mit mir flirten."
- „Ich kann verstehen, dass meine Eifersucht dir das Gefühl gibt, zu Unrecht angegriffen zu werden."

Auch die Partner und Partnerinnen von Eifersüchtigen können, genau wie die Eifersüchtigen selbst, ungünstige Überzeugungen mitbringen, z. B. „Niemand sagt mir, was ich zu tun und zu lassen habe!", „Damit sollte ich mich nicht herumschlagen müssen!", „Nur unsichere Menschen sind eifersüchtig!", „Mein Partner sollte nicht eifersüchtig sein!", „Meine Partnerin sollte mir einfach vertrauen!"

Alles nachvollziehbar, aber nicht hilfreich.

Hilfreich wären eher Überzeugungen wie:

- „Eifersucht ist ein Problem in vielen Beziehungen."
- „Wir akzeptieren beide, dass Eifersucht ein normales Gefühl ist und wir Mitgefühl füreinander empfinden können, auch wenn es Eifersucht gibt."
- „Kompromisse sind notwendig. In einer Partnerschaft bekommt weder die eine noch die andere Person genau das, was sie will."
- „Eine verbesserte Kommunikation über die Eifersucht kann uns helfen, sie zu bewältigen."
- „Die Eifersucht ist *unser* Problem, weil es *unsere* Beziehung ist!"
- „Wir würdigen beide unsere gegenseitige Bereitschaft, uns im sicheren Rahmen einer Paartherapie mit der für uns beide so schwierigen Eifersuchtsproblematik auseinanderzusetzen."

Sind Sie die eifersüchtige Person, sollten Sie versuchen, Ihre Eifersucht auf andere Weise als bisher zu kommunizieren. Folgende Regeln sollten Sie möglichst hierbei beachten:

1. Erkennen Sie an, dass Sie ein Eifersuchtsproblem haben.
2. Würdigen Sie, dass dies negative Auswirkungen auf Ihre Partnerschaft hat.
3. Zeigen Sie Ihrem Partner oder Ihrer Partnerin hierfür Ihr Mitgefühl.
4. Fragen Sie Ihren Partner oder Ihre Partnerin, wie Sie Ihre Eifersucht so mitteilen können, dass sich die andere Person nicht „auf der Anklagebank" fühlt.
5. Lassen Sie zu, dass Ihr Partner oder Ihre Partnerin Sie beruhigt.
6. Signalisieren Sie, dass Sie sich bemühen, Ihre Eifersucht nicht handlungswirksam werden zu lassen (durch Kontrollieren, Rückversicherung einfordern etc.).
7. Stellen Sie keine unrealistischen Forderungen (z. B. „Ich will, dass du niemals mit anderen Frauen oder Männern sprichst!").

Wenn Sie unter der Eifersucht des Partners oder der Partnerin leiden, sollten Sie sich bemühen, niemanden unnötig eifersüchtig zu machen, z. B. indem Sie flirten, um sich Selbstbestätigung zu verschaffen und sich zu beweisen, dass Sie noch attraktiv sind, oder um zu zeigen, dass Sie sich von niemandem sagen lassen, was Sie zu tun oder zu lassen haben. Generell wäre es günstig, sich die Frage zu stellen: „Tue ich etwas, um die Eifersucht meines Partners, meiner Partnerin zu provozieren? Und ist dies die Konflikte wert, die daraus entstehen?"

Als die unter der Eifersucht leidende Person ist es eminent wichtig, zu erkennen, dass nicht nur die Eifersucht in Ihrer Partnerschaft das Problem ist, sondern auch die Art, wie Sie beide darüber kommunizieren. Es ist zwar verständlich, dass Sie, wenn Sie sich zu Unrecht auf die Anklagebank gesetzt fühlen, dazu neigen, sich zu verteidigen, Ihre Unschuld zu beteuern oder sich zurückzuziehen. Niemand mag es, angeklagt, verhört oder mit Misstrauen überschüttet zu werden, unfair oder gar feindselig behandelt zu werden. Aber es geht nicht wirklich um Ihre Unschuld. Es geht darum, dass Ihr Partner oder Ihre Partnerin sehr intensive und quälende Gefühle bezogen auf Sie empfindet, Sie liebt und fürchtet, Sie zu verlieren. Davon, wie Sie beide damit umgehen, wird abhängen, ob Sie weiter auseinanderdriften oder sich einander während der gemeinsamen Arbeit am Eifersuchtsproblem wieder näherkommen und erneut eine vertrauensvolle Beziehung aufbauen können.

Was könnte also Ihr Anteil an dieser Arbeit sein? Hier sind meine Empfehlungen:

1. Erkennen Sie an, dass Ihr Partner oder Ihre Partnerin momentan mit Eifersuchtsgefühlen kämpft, und akzeptieren Sie es.
2. Zeigen Sie Interesse an den Gefühlen Ihres Partners oder Ihrer Partnerin.
3. Drücken Sie Ihr Mitgefühl dafür aus, wie schwierig die Eifersuchtsgefühle für Ihren Partner oder Ihre Partnerin sind.
4. Wiederholen Sie, was Sie von der anderen Person hören – so zeigen Sie dieser, dass Sie genau zuhören, ohne dass Sie ihr zustimmen müssen.
5. Signalisieren Sie, dass Sie zumindest in manchen Situationen verstehen können, dass Ihr Partner oder Ihre Partnerin misstrauisch ist.
6. Versuchen Sie die andere Person nicht davon zu überzeugen, dass sie ihre Gefühle ändern muss – akzeptieren Sie die Eifersucht als Ausdruck dessen, wo sie momentan steht.

7. Vergegenwärtigen Sie sich alle positiven Gefühle und Erfahrungen, die Sie beide teilen.
8. Versichern Sie der anderen Person, dass Sie für sie da sind, auch dann, wenn diese ärgerlich auf Sie ist.

Mir ist klar, dass diese Empfehlungen nicht leicht umzusetzen sind. Ihnen sollte ebenso klar sein, dass eine Veränderung Ihres Kommunikationsanteils in diese Richtung eine wichtige Voraussetzung dafür sein wird, dass Sie das Eifersuchtsproblem in Ihrer Beziehung überwinden können.

### *Timetabling*

Eine gute Methode, um einen veränderten Umgang des Paares mit der Eifersucht im Alltag anzustoßen, ist auch das „Timetabling". Dabei wird Ihnen die sicherlich anspruchsvolle und schwierige Hausaufgabe gegeben, Eifersucht nur noch während eines beschränkten Zeitintervalls zu erlauben, z. B. 30 Min./Tag – eine zunächst vielleicht etwas verrückt erscheinende Idee, die sich aber als sehr nützlich erwiesen hat. Die nicht eifersüchtige Person bemüht sich in diesem Zeitraum, die Eifersucht ernst zu nehmen und so beruhigend wie möglich zu sein. Berichtet das Paar von Fortschritten, sollte der Ausdruck von Eifersucht nicht zu früh aufgegeben werden. Auch wenn der Drang zur verhörartigen Befragung oder zum Einfordern von Rückversicherung vor Ende der vereinbarten Zeit nachlässt, fahren Eifersüchtige mit ihrem üblichen Verhalten fort, bis die Zeit um ist, d. h., sie sollen „so tun als ob". Tritt die Eifersucht außerhalb dieses Zeitraums auf, verweist der Partner oder die Partnerin darauf, dass die Eifersucht erst wieder im vereinbarten Intervall thematisiert werden darf. Hierdurch soll auch die erforderliche Zeit zur Arbeit an einer Verbesserung der Beziehung geschaffen werden.

### *Rollentausch*

Ein weiterer Vorschlag besteht darin, das Paar in der Sitzung einen Rollentausch vornehmen zu lassen: Eine typische Eifersuchtsepisode wird mit vertauschten Rollen und der Instruktion gespielt, die andere Person dabei in Wortwahl, Tonfall und nonverbalem Verhalten möglichst treffend zu imitieren. Im Anschluss wird das Erleben in der jeweiligen Gegenrolle exploriert. Dieses Vorgehen erlaubt Eifersüchtigen eine bessere Einfühlung in das Empfinden des Partners oder der Partnerin.

Alle diese Überlegungen und Vorschläge sind nur einzelne Elemente in einer Paarberatung oder -therapie, die für Sie und Ihren Partner oder Ihre Partnerin nützlich sein könnte. Unterschätzen Sie bitte nicht, wie hilfreich es sein kann, einmal einen Experten oder eine Expertin von außen einen Blick auf Ihre Beziehungsdynamik werfen zu lassen! In jeder Paarbeziehung gibt es auf beiden Seiten „blinde Flecken", die dazu führen können, dass man zielsicher immer wieder gemeinsam in die gleichen Sackgassen rennt. Baron von Münchhausen konnte sich zwar angeblich „am eigenen Schopfe" aus dem Sumpf herausziehen, aber das ist nicht umsonst nur eine von vielen Lügengeschichten: Um sich aus Ihrem „Beziehungssumpf" zu befreien, ist Hilfe von außen manchmal notwendig und in vielen Fällen zumindest nützlich!

# Kapitel 10
# Zusammenfassung

Lassen Sie mich abschließend noch einmal zusammenfassen, worauf es ankommt, wenn Sie Ihre übertriebene Eifersucht bewältigen wollen:

1. Nutzen Sie das Verhaltensanalyse-Schema, um besser zu verstehen, wie Ihre Eifersucht im Hier und Jetzt „funktioniert“.
2. Wenden Sie die kognitive Umstrukturierung an, um sich die irrationalen Aspekte Ihrer Eifersucht zu verdeutlichen. Verwenden Sie täglich die Zweispalten-Technik, um Schritt für Schritt zu lernen, von Ihren Eifersuchtsgedanken Abstand zu gewinnen.
3. Beschäftigen Sie sich intensiv mit der tückischsten Ihrer eifersuchtsbezogenen Grundüberzeugungen, der Illusion der Kontrolle. Machen Sie sich klar, dass Sie sich aus sehr nachvollziehbaren, lebensgeschichtlichen Gründen bisher über die schmerzliche Realität der Unkontrollierbarkeit zwischenmenschlicher Beziehungen hinweggetäuscht haben: Liebe ist so wertvoll, weil sie *geschenkt* wird. Sobald Sie erkennen und akzeptieren, dass Kontrolle Ihre Paarbeziehung nicht als Liebesbeziehung schützen kann, können Sie sich darüber hinaus für die positive Kehrseite dieser zunächst nur schwierig erscheinenden Wahrheit öffnen, dass Sie Ihren Partner oder Ihre Partnerin auch nicht zu kontrollieren *brauchen*. Dies ist insbesondere deshalb sehr wich-

tig, weil eben gerade Ihr Kontroll- und Rückversicherungsverhalten den maximal selbstzerstörerischen und beziehungsdestruktiven Teil Ihres Eifersuchtsproblems darstellt.

4. Beherzigen Sie meine Empfehlungen, wie Sie Ihr Selbstwertgefühl *unabhängig von Ihrer Partnerschaft* stärken können.
5. Lernen Sie, Ihre Eifersuchtsgedanken und -gefühle *radikal zu akzeptieren*. Wenn Sie ihnen erlauben, da zu sein, ohne sie zu unterdrücken oder sich von ihnen abzulenken, ohne sie zwanghaft durch Kontrollen, Rückversicherung etc. kurzfristig zu reduzieren, ohne sie durch langdauerndes Grübeln und Sichsorgen zu dämpfen, dann werden Sie bald merken, dass Ihre Eifersucht allmählich abebbt, in der Intensität nachlässt, *habituiert*.
6. Stellen Sie sich der Exposition mit Reaktionsverhinderung: Konfrontieren Sie sich mit den Situationen, die Sie aufgrund Ihrer Eifersucht lange vermieden haben, und Ihren sich aufdrängenden Eifersuchtsgedanken. Verzichten Sie dann konsequent auf Kontrollen, Rückversicherung etc. – und geben Sie sich so die Chance, das allmähliche Nachlassen Ihrer Eifersucht, die sogenannte Habituation, zu erleben.
7. Wenn Sie diese Schritte nach und nach gehen, wird dies sich mit Sicherheit positiv auf Ihre Paarbeziehung auswirken. Bemühen Sie sich, Ihre Kommunikation über die Eifersucht in der Partnerschaft in eine konstruktive Richtung zu verändern. Nutzen Sie dazu die Tipps in Kapitel 9.
8. Scheuen Sie sich nicht, sich professionelle Hilfe zu holen, wenn Ihre Eifersuchtsprobleme allein durch Selbsthilfemethoden nicht gelöst werden können. Sowohl eine Einzeltherapie, in die auch der Partner oder die Partnerin mit einbezogen werden darf, als auch eine Paarberatung oder Paartherapie sollten Sie hierbei in Betracht ziehen.

# Literatur

Ecker, W. (2011). Kognitive Verhaltenstherapie pathologischer Eifersucht: Störungskonzept und Behandlungsvorschläge. *Verhaltenstherapie und Verhaltensmedizin, 32* (2), 115–132.

Ecker, W. (2012). Non-delusional pathological jealousy as an obsessive-compulsive spectrum disorder: cognitive-behavioural conceptualization and some treatment suggestions. *Journal of Obsessive-Compulsive and Related Disorders, 1,* 203–210.

Ecker, W. (2015). Zwanghafte Eifersucht als Zwangsspektrumsstörung: Störungsmodell und kognitiv-verhaltenstherapeutische Interventionen. *Psychologie in Österreich, 35* (1), 40–48.

Potreck-Rose, F. (2014). *Von der Freude, den Selbstwert zu stärken.* Stuttgart: Klett-Cotta.

Potreck-Rose, F. & Jacob, G. (2016). *Selbstzuwendung, Selbstakzeptanz, Selbstvertrauen: Psychotherapeutische Interventionen zum Aufbau von Selbstwertgefühl.* Stuttgart: Klett-Cotta.